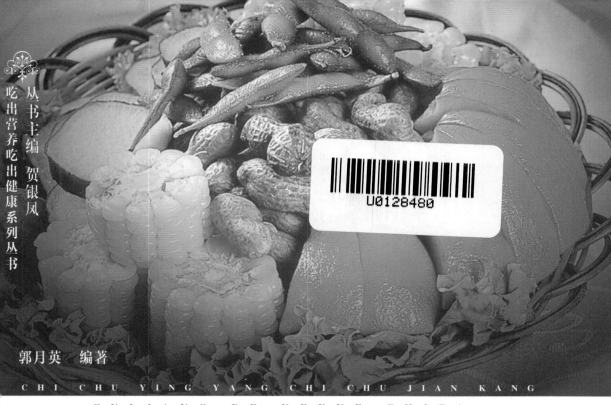

丛书主编 贺银凤

吃出营养吃出健康系列丛书

郭月英 编著

CHI CHU YING YANG CHI CHU JIAN KANG

CULIANG DE KEXUE CHIFA

吃出营养吃出健康

五谷杂粮，您吃对了吗？

CHICHU YINGYANG CHICHU JIANKANG

粗粮的科学吃法

CULIANG DE KEXUE CHIFA

■ "多吃点粗粮对身体好"已是人人皆知的健康理念，但是营养学专家指出粗粮也不能盲目地吃，一旦吃不对，反而会损伤身体健康。

科学膳食，营养平衡，一书在手，健康相伴！

内蒙古人民出版社

图书在版编目（CIP）数据

粗粮的科学吃法／郭月英编著. -呼和浩特：内蒙古人民出版社，2017.5

（吃出营养吃出健康系列丛书／贺银凤主编）

ISBN 978-7-204-14720-5

Ⅰ.①粗… Ⅱ.①郭… Ⅲ.①杂粮-食品营养②杂粮-食物养生 Ⅳ.①R151.3②R247.1

中国版本图书馆 CIP 数据核字（2017）第 113196 号

吃出营养吃出健康——粗粮的科学吃法

作　　者	郭月英	
责任编辑	侯海燕	
责任校对	李月琪	
责任监印	王丽燕	
封面设计	安立新	
出版发行	内蒙古人民出版社	
地　　址	呼和浩特市新城区中山东路 8 号波士名人国际 B 座 5 楼	
网　　址	http://www.impph.com	
印　　刷	内蒙古爱信达教育印务有限责任公司	
开　　本	710mm×1000mm　1/16	
印　　张	12.75	
字　　数	150 千	
版　　次	2018 年 1 月第 1 版	
印　　次	2018 年 1 月第 1 次印刷	
印　　数	1—3000 册	
书　　号	ISBN 978-7-204-14720-5	
定　　价	39.00 元	

如发现印装质量问题,请与我社联系。联系电话：(0471)3946120　3946173

目录/CONTENTS

第一章 谷类

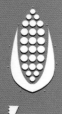

吃出营养 吃出健康——粗粮的科学吃法

第三章　块茎类

第一章 谷类

古语曰："天生万物,独厚五谷。"谷类是人们日常生活中不可缺少的食物,也是膳食中最丰富的营养来源。谷类主要包括玉米、小米、紫米、高粱、燕麦、大麦、薏米、荞麦等。

第一节 玉 米

一、简介

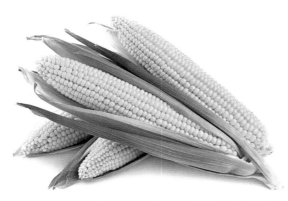

玉米又名苞谷、苞米、苞粟、棒子、玉高粱、珍珠米等,为一年生禾本科植物。在我国,自清代以来,玉米就素有"珍珠米"的美誉,也被世界公认为"黄金作物"。所有主食中,玉米是最好的,其营养价值和保健作用也是最高的。

玉米的代谢能为 14.06MJ/kg，高者可达 15.06MJ/kg，是谷实类饲料中最高的。这主要由于玉米中粗纤维很少，仅 2%，而无氮浸出物高达 72%，且消化率可达 90%；另一方面，玉米的粗脂肪含量高，在 3.5% 至 4.5% 之间。据研究测定，每 100 克玉米含热量 196 千卡、粗纤维 1.2 克、蛋白质 3.8 克、脂肪 2.3 克、碳水化合物 40.2 克，另含矿物质元素和维生素等。玉米中含有较多的粗纤维，比精米、精面高 4—10 倍。玉米中还含有大量的镁，镁可加强肠壁蠕动，促进机体废物的排泄。玉米上述的成分与功能，对于减肥非常有利。玉米成熟时的花穗玉米须有利尿作用，也对减肥有利。

玉米味甘性平，具有调中开胃、益肺宁心、清湿热、利肝胆、延缓衰老等功能。现代研究证实，玉米中含有丰富的不饱和脂肪酸，尤其是亚油酸的含量高达 60% 以上，它和玉米胚芽中的维生素 E 协同作用，可降低血液胆固醇浓度并防止其沉积于血管壁。因此，玉米对冠心病、动脉粥样硬化、高脂血症及高血压等都有一定的预防和治疗作用。维生素 E 还可促进人体细胞分裂，延缓衰老。玉米中还含有一种长寿因子——谷胱甘肽，它在硒的参与下，生成谷胱甘肽氧化酶，具有恢复青春、延缓衰老的功能。玉米中含的硒和镁有防癌抗癌作用，硒能加速体内过氧化物的分解，使恶性肿瘤得不到分子氧的供应而受到抑制。镁一方面能抑制癌细胞的发展，另一方面也能促使体内废物排出体外，这对防癌也有重要意义。其含有的谷氨酸有一定的健脑功能。

初秋煮鲜嫩的玉米吃，口味浓香，质轻易于咀嚼，是老幼皆宜的补益佳品，糯玉米和甜玉米都是上选。烤玉米是将煮熟的玉米穿在木棒上在炉火上烤出焦色，有的还撒上调料粉，口味很好。玉米面饺子、包子、馅饼也很适合秋季食用。欧洲人更总结出了科学的吃法：一是玉

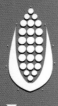

米饼。将蒜粉、黑胡椒、芹菜等掺在玉米面中,用西红柿汤调和后做成玉米饼,食用后可降低胆固醇。二是玉米粥,中国人也普遍食用。三是用玉米粒做玉米羹汤、沙拉,既美味又有营养。豆煮玉米是一种印第安吃法,将新鲜的玉米粒和大豆按 3∶1 的比例混合,加入几匙黄油,倒入清水,再加适量的盐和胡椒,用小火慢煮,直至水分熬干即可食用。

二、营养价值

据研究测定,每 100 克玉米中含蛋白质 8.5 克、脂肪 4.3 克、糖类72.2 克、钙 22 毫克、磷 120 毫克、铁 1.6 毫克。此外,玉米富含维生素 B_1、维生素 B_2、维生素 E、胡萝卜素以及微量元素硒、镁等。玉米中还含有丰富的赖氨酸、卵磷脂、木质素及谷胱甘肽等多种抗癌物质,是十分理想的抗癌食品。

三、食用功效

传统中医学认为,玉米味甘性平,具有健脾利湿、开胃益智、平肝利胆、宁心活血、防癌抗癌的功效,可治疗腹泻、消化不良、水肿、便秘等疾病,是秋季健脾开胃的佳品。

前面说过,玉米的代谢能为 14.06MJ/kg,甚至可以高达 15.06MJ/kg,消化率可达 90%。另外,玉米的粗脂肪含量也很高。此外,玉米中还含有大量的镁,镁具有促进肠壁蠕动、加速机体废物排泄的功能。因此,玉米是现代理想的减肥食品和养生食品。

四、食用方法

吃玉米时务必要把胚尖吃掉,因为玉米的许多营养都集中在这里,有增强人体新陈代谢、调整神经系统功能,能起到使皮肤细嫩光滑,抑制、延缓皱纹产生的作用。

1.松仁玉米

食材:玉米,胡萝卜,豌豆粒,松仁,黄瓜。

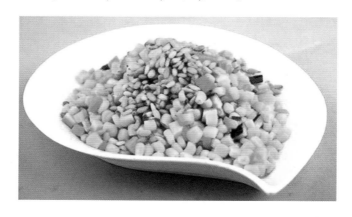

做法:

(1)取新鲜玉米,用刀将玉米粒剥下,胡萝卜、黄瓜切丁,豌豆粒、松仁备用。

(2)锅中水沸后,加少许油和盐,放入豌豆粒煮七八分钟,捞出备用。放入玉米粒煮两三分钟,捞出备用。葱切末备用。

(3)锅中油热后,放入葱花炒香,胡萝卜丁翻炒均匀,放入豌豆粒、玉米粒、黄瓜丁翻炒两分钟。

(4)加盐和蘑菇精调味,放入松仁翻炒均匀即可。

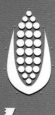

2.橄榄油玉米水果沙拉

食材：苹果 1 个,猕猴桃 1 个,甜玉米 1 根,蓝莓奶酪若干。

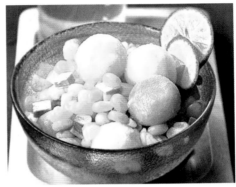

做法：

（1）在锅中加水,放入甜玉米,加少许盐,将玉米煮熟。

（2）将苹果洗净后,用挖球器挖出果肉,将果肉泡入淡盐水中。同样的方法,挖出猕猴桃果肉备用。

（3）把玉米煮熟后,取粒,和苹果果肉、猕猴桃果肉一起倒入大碗中,加 1 勺橄榄油,拌匀。

（4）把蓝莓奶酪切丁撒入拌好的沙拉内,即可。

小贴士：苹果果肉容易氧化变色,用淡盐水浸泡一下,可防止苹果变黄变暗。煮玉米的时候,加一点点盐,可以使煮熟的玉米更甜。

3.五彩水晶包

食材：猪肉,干肠粉,玉米,木耳,香菇,豌豆,胡萝卜,韭菜。

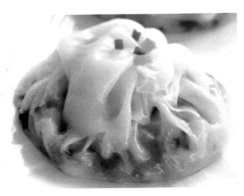

做法：

（1）将猪肉切小粒,泡发好的木耳、香菇,胡萝卜切小丁。

（2）将肠粉、水以 1∶2 的比例调成糊。

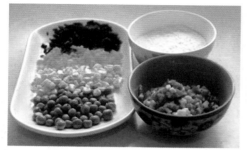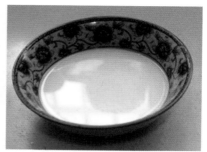

（3）把猪肉粒用盐、味极鲜、料酒腌制十五分钟后下炒锅炒出油脂至金黄色。加入玉米、木耳、香菇、豌豆、胡萝卜粒一起翻炒至熟，加入盐、生抽、胡椒粉、味极鲜、香油炒匀即可盛出备用。

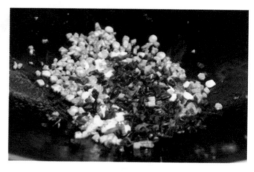

（4）在盘中刷一层食用油，加入调制好的粉糊，入蒸锅中蒸制，大火蒸三分钟即可拿出放凉开水中浸泡，揭下粉皮。

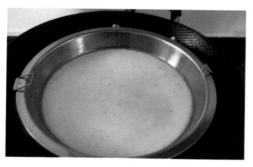

（5）将粉皮放盘中，加入炒好的馅料，用烫过的韭菜捆扎。把扎好的包子放蒸锅中，水开后大火蒸三分钟即可。

小贴士：五彩水晶包外皮晶莹剔透，吹弹可破，里面包裹着玉米、木耳、豌豆、韭菜、香菇、胡萝卜，多种时蔬让口感丰富，使营养均衡，五彩斑斓的色彩在半透明的外皮下若隐若现，色、香、味俱全，是孩子们的理想主食。若为节省时间，粉皮可以用烧麦皮代替。

4.玉米饼

食材:玉米粉,普通面粉,植物油,酵母粉。

做法:

(1)将玉米粉和普通面粉按2∶1混合,加入适量酵母粉,混匀(也可以根据个人喜好加入牛奶、鸡蛋、砂糖或盐)。

(2)加入适量的温水(38℃为宜)和成面团醒发。

(3)将醒好的面团揉匀,搓成长条,切成小段。

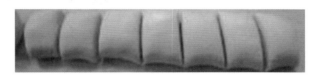

(4)取一小段用手搓圆、压扁,或将醒发好的面团直接放案板上,压成面片,用模具压出自己喜欢的模型。

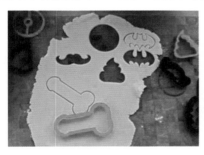 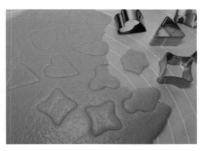

(5)将电饼铛加热,刷上油,放入圆形或压花的饼。

(6)待烤至一面金黄,翻面烤另一面,两面金黄就可以出锅。

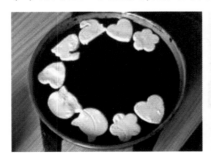 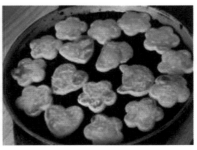

（7）装盘。

小贴士：制作玉米饼时可以根据自己的喜好调节玉米粉和普通面粉的比例。和面水温不宜太高，以免影响酵母菌的发酵，酵母粉的加入量可以根据预期醒发时间调整。丰富的形状对小朋友很有吸引力，可以选择多样的饼干模型，鼓励小朋友亲自参与制作，会有效激发孩子们的食欲，是老少皆宜的主食。

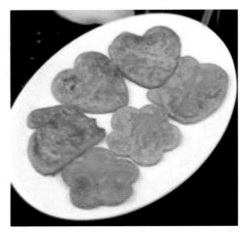

5.黄金玉米烙

食材：新鲜玉米300克（约两根玉米），干淀粉4大勺，植物油适量。

做法：

（1）将新鲜玉米洗干净，放水中煮10分钟，捞出晾凉，取下玉米粒备用。

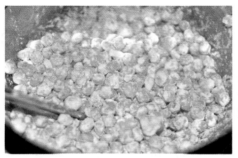

（2）在玉米粒中倒入干淀粉，拌匀。若玉米粒较干，稍加一点点水，使玉米粒外皮充分裹上淀粉。

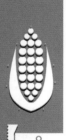

（3）取一平底锅，锅底放一点油，将油烧热后倒入玉米粒，推平整。用小火煎3—5分钟左右，让玉米粒都粘连在一起成整块饼状（煎的过程中不能动玉米粒，否则会散。可以端起整个锅轻轻晃动）。

（4）煎至成形不散开时，再次倒入植物油，没过玉米饼。开中火，将油升温至七成热，炸约需3—5分钟，至玉米饼金黄酥脆，即可关火。

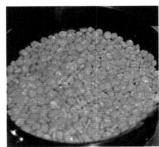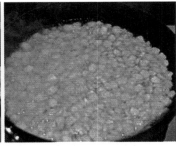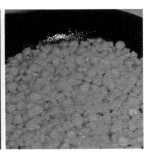

（5）将油倒出，撒上白砂糖，出锅装盘。

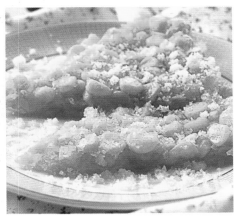

小贴士：烙玉米饼的过程，注意控制温度，以免焦煳。开始煎玉米饼的时候，千万不要翻动，要一次成型。可以根据喜好撒白砂糖或撒椒盐，或者直接原味食用。也可以选用玉米罐头来做，口感更佳，但营养次于新鲜玉米。炸好的玉米烙先放吸油纸上吸干多余的油，这样可以减少多余油脂的摄入。此品可以作为主食或甜点。

6.蜂窝玉米

食材：新鲜玉米150克，鸡蛋1个，面粉25克，生粉5克，白糖50克，精盐少许，植物油。

做法：

（1）将新鲜玉米蒸至八成熟。

（2）将鸡蛋液打散后加入面粉、生粉和精盐，接着再加入清水（约350克）调成较稀的面浆，最后在面浆里加入玉米粒。

（3）取一直径为35厘米的炒锅置火上，锅内放入精炼油，烧至七成热。

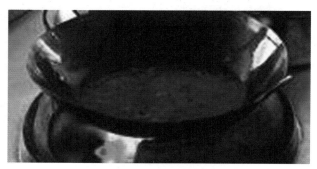

（4）将面浆缓慢沿锅边画圈式倒入玉米面糊，缓缓地一层一层倒入，直至全部的面糊倒入完毕，小火煎炸约2分钟，形成蜂窝状，转大火继续煎炸，直至成金黄色，口感酥脆时，捞出沥净油。

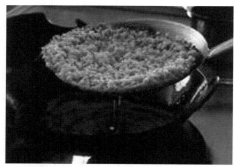

（5）将"蜂窝"移入圆盘内，撒上绵白糖。

小贴士：整个过程要注意控制油温，油温太高会炸焦，太低则吸油过多，没有蜂窝型。

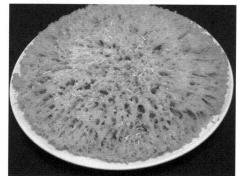

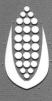

第二节　小　米

一、简介

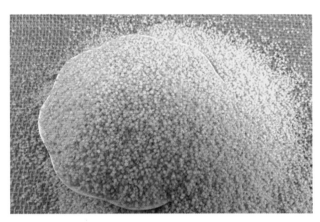

　　小米,又名粟米,属于谷类植物,原产于中国北方黄河流域,后来传播到各地。小米是谷子去壳后的产物,其米粒小,直径约1.5—2毫米左右,因此得名。小米分为粳性小米、糯性小米和混合小米。小米的谷壳有多种颜色,如红、白、黄、黑、橙、紫等等。小米是中国古代的"五谷"之一,是五谷中养生保健的佳品,也是北方人喜爱的主要粮食之一。中医认为,同是种子,数量越多则能量越大,滋补力就越强。故有"天生万物,独厚五谷,五谷中粟米最佳"的说法。

二、营养价值

　　小米是我国北方人民的主要粮食之一,谷粒的营养价值很高,含丰富的蛋白质、脂肪和维生素。小米中含蛋白质9.7%、脂肪1.7%、碳水化合物77%。另外,小米中维生素含量丰富,每100克小米中,还含有胡萝卜素0.12毫克、维生素 B_1 0.66毫克以及维生素 B_2 0.09毫克。

三、食用功效

小米味甘、咸,性凉,味甘色黄入脾胃经,味咸入肾经。小米乃五谷之首,既养先天之本——脾胃,又养后天之本——肾脏,成为养生保健之佳品。《本草纲目》记载:"养肾气,去脾胃中热,益气。陈者:苦,寒。治胃热消渴,利小便。"中医认为,小米具有清热、清渴、滋阴、补脾肾和肠胃、利小便、治水泻等生理功效。

小米具有极高的营养价值,富含磷,具有促进骨骼、牙齿成长及修复身体组织器官的功能;为人体提供能量,参与机体酸碱平衡的调节;富含镁,有助于调节人的心脏活动,降低血压,预防心脏病;可以调节神经和肌肉活动,增强耐久力;富含钾,有助于维持神经健康、心跳规律正常,可以预防中风,具有降血压作用。

四、食用方法

一般人都能放心食用小米,小米粥更是产妇及体弱者补充元气的食疗佳品。小米熬粥营养价值丰富,有"代参汤"之美称。但也有一些人群比如气滞者、素体虚寒、小便清长者,不宜吃小米。

小米粥是健康保健食品。一般可以单独熬煮,也可以添加大枣、红豆、红薯、莲子、百合等,熬成风味各异的营养品。小米粥有安神之效。小米磨成粉,可制糕点,美味可口。小米的芽和麦芽一样,含有大量酶,是一味中药,有健胃消食的功效。

1.小米南瓜粥

食材:小米 50 克,水 5 杯左右,南瓜 1 斤,冰糖或蜂蜜少许。

做法:

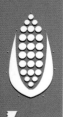

（1）将米洗净,备用。

（2）将南瓜去皮剔瓤,切成 1/2 寸的丁状或片状,放入水内,煲约30 分钟。

（3）把南瓜捣成泥备用。

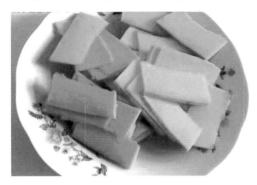
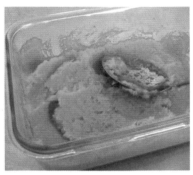

（4）在锅中加水,水沸腾后下入小米。等锅中小米黏稠后下入南瓜泥。用小火再熬煮 5—10 分钟。

（5）加入冰糖或蜂蜜即可。

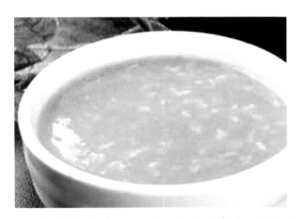

小贴士:南瓜能刺激胰岛 B 细胞,产生胰岛素,预防糖尿病。单独用小米熬成的粥味道单一,与南瓜熬煮刚好中和了南瓜久熬后的黏稠,熬出的粥色泽金黄,喝起来甘香清润,有解热降暑之功效。

2.海参小米粥

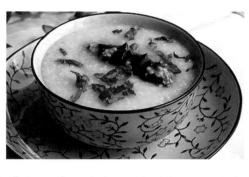

食材:小米,海参,蔬菜。

做法:

(1)将小米淘洗干净,用清水浸泡15分钟。蔬菜洗净备用。

(2)在汤锅放入足量的水,水沸之后放入小米,再次滚锅后继续煮约5分钟,其间不停用勺子搅拌。

(3)盖上锅盖,转最小火熬煮,期间不要打开锅盖。

(4)大约25分钟后,开盖,加入1小勺浓缩鸡汁,搅拌混合,大火滚煮2分钟。

(5)加入即食海参、蔬菜,小火煮2分钟。盛碗温食。

小贴士:可以根据个人喜好撒上适量的盐,也可加入白胡椒粉调味、滴上几滴香油、撒上葱花等。

3.小米咸肉粥

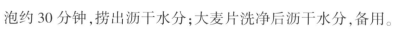

食材:小米100克,大麦片50克,银耳5克,木耳5克,猪瘦肉丁60克,姜片10克,鸡精1/4小匙,盐1/4小匙。

做法:

(1)将小米洗净,冷水中浸泡约30分钟,捞出沥干水分;大麦片洗净后沥干水分,备用。

(2)将木耳、银耳冷水浸泡至软化,捞出去蒂头后切小片;猪瘦肉丁放入滚沸的水中,1—2分钟后捞出备用。

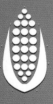

（3）取一汤锅,放入水、小米、姜片煮至滚沸,放入大麦片和木耳、银耳及肉丁,再次煮至滚沸后改小火,盖上锅盖焖煮约 15 分钟,再加入所有调味料拌匀即可。

小贴士：银耳泡发时间较短,为获得最佳泡发率,可以提前泡木耳。

4.小米蒸排骨

食材：排骨（最好是肋排）,小米、红薯、姜、蒜、盐、生抽、料酒、生粉、色拉油、葱花、腐乳。

做法：

（1）将小米淘干净,加水浸泡约 2 小时;红薯切片;姜剁成末;蒜切末。

（2）将排骨剁成三厘米见方的小块,用清水冲洗,尽量冲去其自身的血污。

（3）将姜、蒜末与排骨一起倒入一个大点的盆中,搅拌均匀后加入适量的盐、生抽、腐乳、料酒、色拉油,继续搅拌均匀。

（4）把生粉用适量水调开成湿淀粉,一斤排骨建议放约 10 克生粉,湿淀粉倒入排骨中,继续用手搅拌,使所有的原料充分与排骨混合。

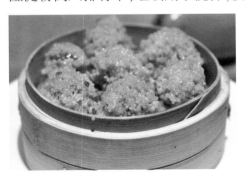

（5）倒入小米,搅拌,让每根排骨都均匀地裹上小米,盖上保鲜膜,腌制 2 小时。

（6）用红薯片垫底,将腌制好的排骨平铺在红薯上面。

（7）将排骨放入蒸锅中,大

火蒸约40分钟至脱骨,取出撒上葱花,即成。

小贴士:蒸排骨时,一定要先平铺,不可将排骨摞在一起,平铺会使排骨受热均匀,口感一致。小米滋阴,是碱性谷类,身体有酸痛或胃酸不调者也可常吃。小米中可以加些糯米,浸泡时间长点,更利于蒸出好口感。蒸排骨时,可以尝试加点豆瓣酱等,以达到自己喜欢的味道。红薯可以用土豆、藕片、胡萝卜替代。

5.小米虾排

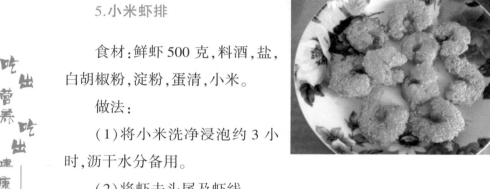

食材:鲜虾500克,料酒,盐,白胡椒粉,淀粉,蛋清,小米。

做法:

(1)将小米洗净浸泡约3小时,沥干水分备用。

(2)将虾去头尾及虾线。

(3)加入一勺料酒、半勺盐、少许白胡椒粉腌制5—8分钟。

(4)按顺序裹淀粉、蛋清、小米。

(5)放入七成热油锅煎5分钟左右即可。

小贴士:为增加糯性口感,可以用小米和糯米混合使用。小米虾排是一款营养丰富、老少皆宜的美食。

6.南瓜小米蒸肉

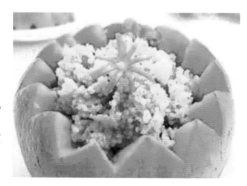

食材:小米100克,猪后腿肉250克(也可用五花肉),黄金小南瓜1个,盐适量,生抽少许,料酒少许,黑胡椒粉少许,姜少许。

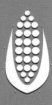

做法：

（1）把小米提前浸泡一夜，沥干水分备用。

（2）将肉切成小块，用盐、生抽、料酒、黑胡椒粉、姜末腌制30分钟。

（3）将腌好的肉放小米里搅拌均匀，静置10分钟。

（4）将南瓜挖成南瓜盅。

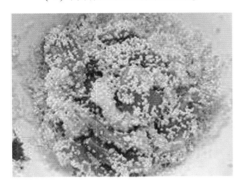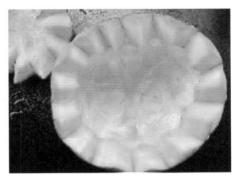

（5）将腌好的小米、肉放入南瓜盅内，排放整齐。

（6）将南瓜盅放蒸锅内蒸，大火上汽后转小火蒸一小时即可。

小贴士：小米所含维生素 B_1 和 B_2 远远高于大米，宜与大豆或肉类食物混合食用。南瓜富含南瓜多糖，是一种非特异性免疫增强剂，能提高机体免疫功能，两者结合食用，可防止衰老，增强免疫力，适合全家食用。猪后腿肉也可用五花肉、排骨、鸡肉等替换。

7.小米沙拉

食材：小米，生菜，小西红柿，葡萄干，黑橄榄，鲜柠檬汁，橄榄油，黑胡椒粉。

做法：

（1）将洋葱洗净切丝；小米

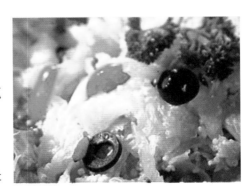

洗净煮至八成熟,沥出水分。

（2）将生菜洗净用手撕碎,加入小米及洋葱丝,再加入鲜柠檬汁、橄榄油、黑胡椒粉一起调匀。

（3）最后加入小西红柿、葡萄干、黑橄榄即可。

小贴士:口感丰富、与众不同是这款沙拉的最大特色。另外,小米和蔬菜搭配,最适合不爱吃蔬菜的小朋友食用。

8.小米豆腐虾球

食材:虾仁 150 克,豆腐 150 克,小米适量,姜,盐,料酒,橄榄油。

做法:

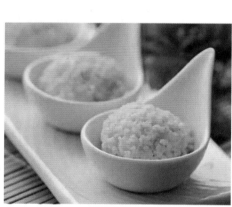

（1）将豆腐用刀背碾碎。

（2）剥去虾壳,从虾背二、三节处用牙签将虾线挑出。

（3）将虾仁加入姜一起剁碎。

（4）将豆腐泥和虾泥放入碗中,加入适量的盐、料酒、胡椒粉和橄榄油调味。

（5）带上一次性手套将它们抓均匀。

（6）将小米泡上 1—2 小时,小米控干水分后加入适量的盐及调料。

（7）将混合好的虾仁豆腐团成丸子。

（8）放入小米中滚一下,让丸子表面均匀地裹上小米,将其他的丸子同样完成好。

（9）将水烧开后放入蒸锅中大火蒸 15 分钟。

（10）装入容器中。

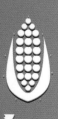

吃出营养 吃出健康——粗粮的科学吃法

小贴士:红红的虾仁和豆腐交织一起,颜色诱人,味道很鲜美,老少皆宜。针对营养搭配需求,可以适当加入蔬菜。

9.小米蜂蜜凉糕

食材:小米 120 克,水适量,蜂蜜适量,枸杞少许。

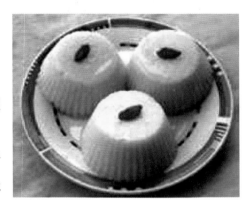

做法:

(1)将小米洗净备用。电炖锅内胆中加水。

(2)将小米装入容器,置于电炖锅内胆中,加盖,隔水炖煮 2 小时左右。

(3)待米粒软烂后,出锅。

(4)用勺小心舀去表面多余的水,搅拌均匀。

(5)装入模具,刮平表面,放入冰箱冷藏至凝固。

(6)扣出,淋上蜂蜜,摆上枸杞点缀即可。

小贴士:蛋糕模具、蛋挞模具、饼干模具均可使用。

10.小米面饼

食材:小米面 200 克,大豆面 100 克,白面粉 80 克。

做法:

(1)把小米面、豆面、白面粉混合均匀,用滚烫的开水烫面,和成面团。

(2)将面团充分揉匀至光滑不黏手,覆上保鲜膜,静置 20 分钟后,分成 2 块备用。

（3）将面团擀出一定厚度,用模型做出自己喜爱的形状。

（4）在平底锅倒入沙拉油均匀加热,以中火将饼两面半煎半炸至熟,煎时要盖上锅盖,煎至表面呈金黄色即可。

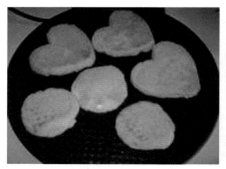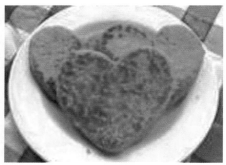

小贴士:小米面、大豆面的融合增添了浓郁的杂粮香气。形状可爱的小米面饼,是孩子们的理想选择。

11.小米猪手

食材:猪手 2 只,小米 30—40 克,植物油 250 毫升,米酒 600 毫升,鲜味生抽酱油 150 毫升左右。

做法:

（1）把小米洗净备用。

（2）将猪手剁大块后放入冷水中,水烧开去除浮沫,捞出沥干水分。

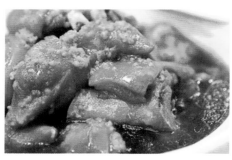

（3）小锅入油烧至 180—200 度左右,开中火炸猪手。

（4）炸至表皮有些焦黄收缩时捞出。

（5）砂锅底部铺少量小米,再铺上猪手,最后在猪手的表面再铺些小米。

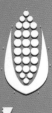

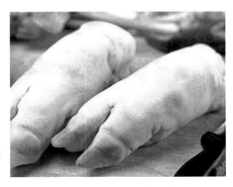
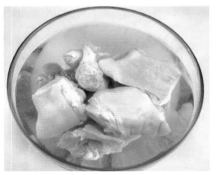

（6）倒入米酒、生抽,米酒的量要基本与猪手持平,大火烧后开转最小火炖制。

（7）炖制5—10小时即可食用,中途水量不够适当补水。

小贴士:小米不宜多,多了容易煳汤。小米不要拿其他黏性高的谷物代替,否则会煳锅。炖制约10小时,骨头会炖酥。炸猪手时注意猪手水分要沥干,否则会爆油。

12.栗子椰蓉小米糕

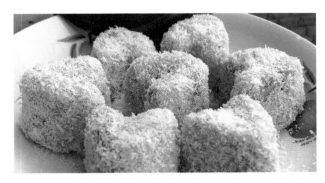

食材:小米250克,板栗5颗,白糖1汤匙,椰蓉2汤匙。

做法:

（1）将小米淘洗干净泡冷水浸泡半天。

（2）将板栗去壳和衣切成细碎的小颗粒。

（3）将小米和栗子颗粒放少许水用小电饭锅煮熟。

（4）将白糖放入煮熟的栗子小米里充分搅拌均匀成米糕料。

（5）把米糕料放入较深的模子中，压实，然后轻轻地磕出来，即成小米糕。

（6）将成行的小米糕在椰蓉里滚一下，至小米糕表面均匀地裹上一层椰蓉即可。

小贴士：小米浸泡、煮熟后黏性增强一些，小米糕不容易散开。

13.小米粉全蛋海绵蛋糕

食材：小米面粉 100 克，全蛋 4 个，糖 80 克，牛奶 30 毫升，油 25 毫升。

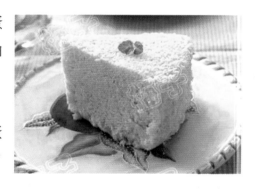

做法：

（1）将全蛋加糖用电动打蛋器打到浓稠发白，上面能写"8"字，不易消失的状态。

（2）加入牛奶，打匀。

（3）再加油，打匀。

（4）筛入面粉，转橡皮刀小心拌匀。

（5）倒入抹油的烤模中。

（6）烤箱预热到 180℃，烤 40 分钟左右。

小贴士：烤制时，烤箱预热到 180℃时，再放入蛋糕烤制，切记不可预热升温时就放入烤箱，否则蛋糕会焦煳发干。

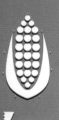

第三节 红 米

一、简介

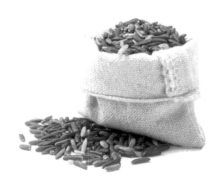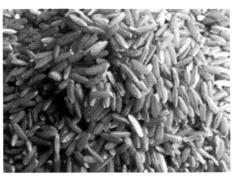

红米起源于中国,距今大约有一千多年的历史,又称胭脂米、赤谷稻,是赤稻系列中的佼佼者。红米又名"红大米",它外皮呈紫红色,内心红色,米质较好,营养价值也较高,所以红军中流唱着"井冈山好地方,红米饭南瓜汤,餐餐吃得精打光,天天打胜仗"的歌谣。红米微有酸味,味淡,可做饭粥,也可做汤羹、风味小吃等,有补血、延缓衰老、降血压、降血脂等功效,非常适合儿童、孕妇、体弱者、中老年人等食用。

二、营养价值

研究发现,红米中富含微量元素锌、铜、铁、硒、钼、钙、锰等,其含量比普通稻(白)米高 0.5—3 倍。红米中还含有药用成分黄酮类化合物、生物碱、植物淄醇、胡萝卜素等。

三、食用功效

红米性温,食后有健脾、补中、益肠之功效。红米的营养丰富,铁的含量非常高,有预防缺铁性贫血和补血的功效。红米中所含的曲霉素 K 可阻止生成胆固醇,有降血压、降血脂的作用,丰富的淀粉与植物蛋白质可补充消耗的体力及维持身体正常体温;含丰富的磷,维生素 A、B,能改善营养不良、夜盲症和脚气病等毛病,还能有效舒缓疲劳、精神不振和失眠等症状;所含的泛酸、维生素 E 等物质则有抑制致癌物质的作用,尤其对预防结肠癌的作用更是明显。红米有提高机体抗氧化能力的作用;有防治有氧自由基引起的疾病之功效;具有抑制癌细胞、抗肿瘤及免疫赋活作用;对老年补钙,儿童增高、长智有益,具有强筋壮骨、补血养颜之功效。

四、食用方法

1.南瓜鸡肉红米饭

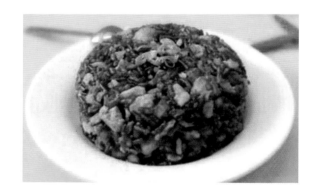

食材:红米 150 克,南瓜 300 克,鸡肉 150 克,料酒,五香粉,花椒粉。

做法:

(1)将红米浸泡一夜。

(2)将鸡肉切丁,用料酒、花椒粉、

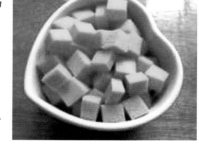

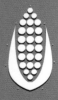

五香粉、盐、生抽腌制。

（3）将南瓜切丁。

（4）把锅烧热，不放油，直接翻炒鸡丁。

（5）鸡肉变色后放入南瓜一起翻炒一分钟后盛出。

（6）与泡好的红米在小碗里混合。

（7）水烧开后放入蒸笼蒸一小时以上，中途可放一些切碎的小米椒。蒸到红米完全熟了即可食用。

小贴士：可以根据个人喜好，将南瓜用土豆、红薯、胡萝卜等替代。

2.熊猫豆煲红米粥

材料：熊猫豆，红米，糖。

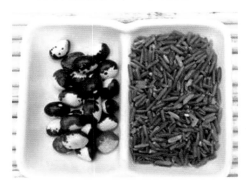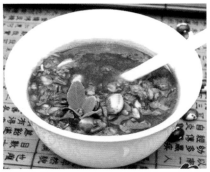

做法：

（1）将熊猫豆浸泡一晚上，红米泡半小时。

（2）在锅中加入适量水烧开，放入熊猫豆煮 10 分钟，再放入红米，大火煮 10 分钟后再改为小火煮 15 分钟（大火转为小火，米的清香就熬煮出来了），一边煮一边用勺子搅拌，熬到黏稠即可。

小贴士：熊猫豆颗粒大，不容易煮透，一定要提前浸泡。

3.南瓜红米豆浆

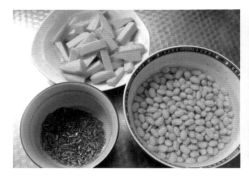
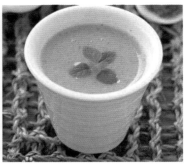

材料:大豆 1 杯,红米 1/2 杯,南瓜 1 块。

做法:

（1）把大豆、红米提前用清水浸泡过夜,南瓜去皮切小块。

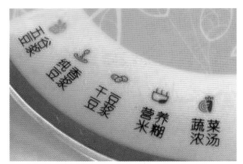

（2）将浸泡后的大豆和红米洗净,与南瓜一同放入豆浆机,加入清水,不要超过最高水位线。

（3）盖上盖子,打开五谷豆浆模式,豆浆机自动断电后就可以饮用了。

小贴士: 如果饮用人数较多,直接按比例加大原料的量即可。

4.核桃红米饭

食材:核桃仁半碗,红米半碗,大米 1 碗,油 1/3 汤匙,盐 1/6 汤匙。

做法:

（1）将大米和红米洗净,锅中加入清水。

（2）放入核桃仁,水面到米的距离保持没过食指的第一关节为宜。

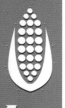

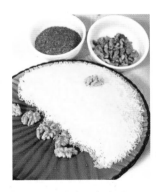
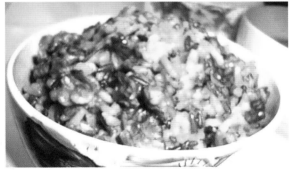

（3）在锅内加 1/3 汤匙油、1/6 汤匙盐,搅拌均匀后,盖上高压锅的锅盖。

（4）开大火煮 10 分钟,"咝咝"声响起后,调至小火再煮 10 分钟。

（5）熄火焖 10 分钟,等锅内的水蒸气散发完后,即可盛饭了。

小贴士:煮饭时,在米中加少量盐和油,会使米饭软松可口。如果饭夹生,可往锅里倒点米酒,再煮一会即可。通常新鲜的核桃仁颜色呈淡黄色或浅琥珀色,如果颜色越深,说明桃核越陈。

5.南瓜红米糕

材料:南瓜红米豆浆 500 克,琼脂 8 克。

做法:

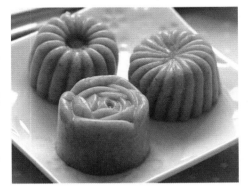

（1）将琼脂剪成小段,用凉水泡至半透明色。

（2）将豆浆倒入锅中,加入泡好的琼脂。

（3）一边加热,一边用汤勺不断搅拌,直至琼脂完全融化。

（4）将溶液倒入容器或模具,降温后放入冰箱,冷藏 3 小时以上至凝固,脱模即可。

　　小贴士:琼脂一定要用冷水浸泡,热水会发黏。冷藏后冰凉沁心,有甜甜的南瓜甜味儿,很爽口。若额外加些冰糖,就更适合小朋友食用,是一款可以替代果冻的美食。

6.红米发糕

　　食材:红米粉 160 毫升,面粉 160 毫升,糖 40 克,酵母粉 1 克,水 150 毫升。

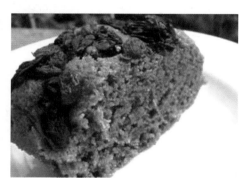

　　做法:

　　(1)把米粉、面粉混合,加入适量糖,拌匀,酵母粉用温水化开。酵母液倒入粉中,再把水都倒进来搅匀。

　　(2)把烤箱预热到 30℃,醒发约 1—1.5 小时。

　　(3)在蒸格上垫湿的抹油的纱布,将米面糊倒入模具,撒少许红枣、葡萄干、枸杞、核桃等干果。盖盖大火蒸 40—50 分钟。

　　(4)切块,摆盘。

　　小贴士:醒发时可以用电饭煲、酸奶机、面包机代替烤箱,注意控制温度,温度太高酵母菌会烫死。红米是补血佳品,经常食用,可以提高免疫力。

7.红米肉松海苔饭团

　　食材:红米,大米,肉松,海苔松适量,白芝麻。

　　做法:

　　(1)把红米、大米按 1∶4 混合,做成米饭。

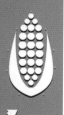

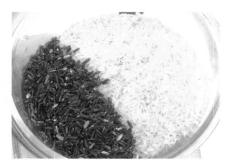 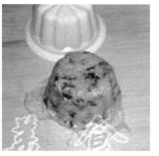

（2）把保鲜膜铺在模具上面。把米饭盛进模具，填满半个模具。

（3）把适量肉松、海苔松、白芝麻放在米饭上面。

（4）再加一层米饭，把模具装满。

（5）拉起保鲜膜的四边，盖在模具上面，用手压实。

（6）倒扣模具，取出饭团。

（7）揭开保鲜膜，把饭团扣在碟子上即可。

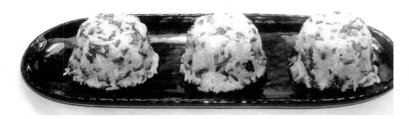

小贴士：红米比一般的大米难熟，所以需要提前浸泡。为节省时间，可以直接将肉松、芝麻拌入米饭中，用手做成圆饭团即可。搭配牛奶、水果热吃，是一款营养丰富的花样早餐。做成便餐，上班或者外出游玩食用，亦是合适的选择。

8.红米五彩培根焗饭

制作白酱食材：1.橄榄油少许（约 15 克），面粉 30 克，水约 550克，鲜奶油 15 克，糖、鸡精各适量，黑胡椒（可加可不加）。2.无盐奶油25 克，面粉 10—15 克，牛奶 250 克，盐适量，黑胡椒适量。

焗饭食材:米饭适量,培根适量,腊肠适量(切片),洋葱切小段,红、黄甜椒适量(切小块后焯水),盐、鸡精、意大利综合香料适量(没有可省略),马苏里芝士适量。

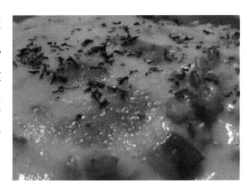

白酱做法1:

(1)在锅中放入橄榄油,将油烧至温热,放入面粉翻炒均匀使面粉吸收油脂变色即可。

(2)加水,转小火,用手动打蛋器或木勺画圈拌至面粉粒溶于水中,加入鲜奶油与调味料拌均匀,煮沸后关火,最后加入奶油拌匀。放凉后备用。

白酱做法2:

(1)在锅内放入奶油,待奶油融化后加入面粉翻炒均匀。

(2)加入牛奶,转小火拌至面粉溶于牛奶中,煮沸后加入盐跟黑胡椒粉即可。(冷却方法同上)

焗饭做法:

(1)把红米和大米按3:7的比例做成米饭,备用。

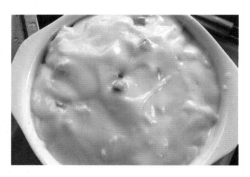

(2)在锅内加橄榄油,烧热,放入洋葱炒出香味,放入培根、腊肠翻炒,放入红黄甜椒还有意大利综合香料翻炒片刻。

(3)加入米饭翻炒均匀,再加入盐跟味精拌匀。

(4)将炒好的饭装入碗中(装七分满),铺上一成白酱。

（5）铺上马苏里拉芝士。

（6）烤箱预热至 180℃，置于烤箱中上层，上下盘加热烤制约 10—15 分钟，至表面的芝士融化且表面有少许焦焦的感觉即可。

小贴士：制作好的白酱最好时不时地搅拌一下，既可以帮助散热，又可以防止表面结皮。白酱的用量可以根据个人喜欢来放，喜欢湿润一点的可以多加白酱的用量，反之减少。

9.补血养颜保湿抗皱粥

食材：红米 30 克，大米 90 克，肉片 20 克，虾仁 50 克，益母草 30 克，油适量，鱼露适量。

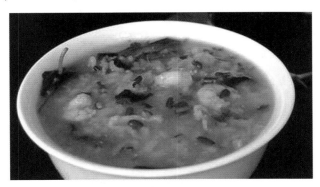

做法：

（1）将红米淘洗干净后，清水浸泡 8 小时。

（2）将虾仁、肉片用油和鱼露腌制入味。将益母草洗净。

（3）将大米淘洗干净与浸泡过的红米兑在一起。

（4）将大米、红米一起放入高压锅里。

（5）按平时煮粥的操作方法和时间，将米煮成粥。

（6）把高压锅排气后开锅，放入肉片和虾仁煮至食材八成熟。

（7）放入益母草同煮至断生。

（8）加鱼露调味，搅拌均匀，熄火。

小贴士：红米中铁质最为丰富，故有补血及预防贫血的功效。益母草能去淤生新，活血调经。该款粥既能暖宫、散寒又能暖胃、补血、养颜，常喝还能使肌肤润泽，脸色红润。

10.红米荷香糯米鸡

食材：红米 50 克，糯米 200 克，腊肠 2 根，鸡肉 100 克，香菇若干朵，荷叶，马蹄，板栗，山药，蚝油 2 汤匙，盐 1 汤匙，生粉 1 汤匙，花生油 2 汤匙。

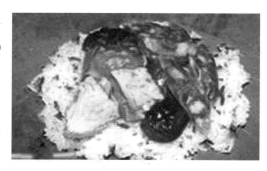

做法：

（1）将红米浸泡30分钟左右备用。

（2）将荷叶、香菇分别放入温水泡软待用。

（3）将红米、糯米混合后淘洗干净，加入适量盐、花生油，然后倒入平时煮饭的水量，煮至熟透；山药、板栗可一同蒸熟。

（4）将腊肠切片，鸡肉、香菇切块，放入蚝油、盐、生粉腌制 10 分钟，山药、马蹄切块，板栗用刀压成末。

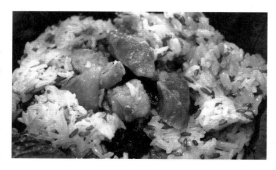

（5）将红米、糯米饭和马蹄、山药、板栗放入碗中搅拌均匀。

（6）把泡软的荷叶平铺在案板上，先放入适量混合后的红米饭，稍稍按平，码上香菇、鸡肉、腊肠，然后再铺上一层糯米饭，最后把荷叶对

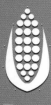

吃出营养 吃出健康——粗粮的科学吃

折包成四方形包袱状,放入锅里隔水中火蒸 15 分钟即可。

小贴士: 煮饭时,放入适量盐和花生油,以令红米饭口感更香糯,并且可以防止饭粒粘连荷叶。红米糯米鸡包好后,隔水蒸,要用中火,可以使荷叶的香味慢慢渗入到饭中。包饭时用荷叶底部那一面来包,香气散发会更好。

11.红米桂圆粥

食材:红米 100 克,糯米 30 克,枸杞 20 克,桂圆干 20 克,冰糖适量。

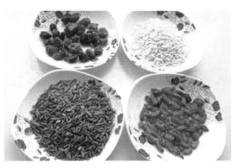

做法:

(1)把红米、糯米洗净用凉水浸泡 30 分钟。

(2)把枸杞用凉水浸泡 5 分钟左右洗净捞起。

(3)在砂锅中加入凉水用大火烧开,加入红米、糯米大火继续烧开。

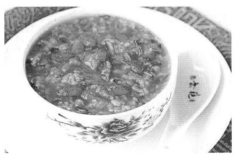

(4)搅拌几下,加盖小火熬制 10 分钟。

(5)加几滴植物油搅拌均匀。

(6)再次熬制 10 分钟。

(7)加桂圆干开始不断地搅拌煮 10 分钟。

(8)加枸杞、冰糖再次不断地搅拌。

(9)煮 10 分钟即可。

小贴士：红米、枸杞和桂圆配合食用，可以起到益气补血、延缓衰老的作用。

12.红米菠萝排骨饭

食材：红米 100 克，排骨 300 克，菠萝 1 个，油，盐，芦笋，大葱，料酒，干辣椒，冰糖，姜片，胡椒粉适量。

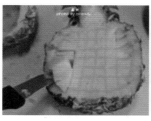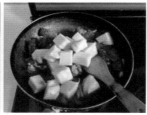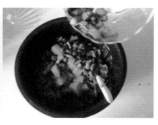

做法：

（1）将红米淘好后放入电饭煲中，加入米饭的用水量，煮熟后备用。

（2）将排骨冷水下锅，加入姜片、葱段和适量的料酒，焯水后去除浮沫备用。

（3）锅中放入少量冰糖和油，小火慢慢炒糖色，炒到糖完全融化，且变成棕黄色。

（4）加入焯过水的排骨，慢慢煸炒，直至排骨上色。

（5）加入适量的水、生姜、葱段和干辣椒，一起煮上 15 分钟。

（6）把菠萝一切为二，掏出菠萝肉，保留完整的外壳。菠萝肉用盐水浸泡 10 分钟。

（7）把排骨用大火收汁，加入盐和胡椒粉搅拌均匀。加入用盐水浸泡过的菠萝，翻炒两分钟后盛入碗中备用。

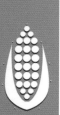

（8）将芦笋切成小丁，加入适量的盐和橄榄油搅拌均匀备用。

（9）再将刚才剩余的菠萝切成小丁放入煮熟的红米饭中。再倒入刚调味的芦笋丁和菠萝，加入少量的盐，拌匀。

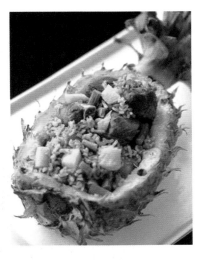

（10）将拌好的米饭倒入菠萝壳中，再摆放些刚烧好的排骨。

（11）烧锅开水，将菠萝排骨米饭放进去蒸 10 分钟。

（12）蒸好后拿出来摆放在盘中。

小贴士：将菠萝中间开边，用小刀在里面打格子，别太浅，要不里面的肉挖不出来；也别过头，要不菠萝的皮会破掉，然后用小刀从侧边开始挑出果肉。果肉用淡盐水泡浸 10 分钟即可。

第四节　黑　米

一、简介

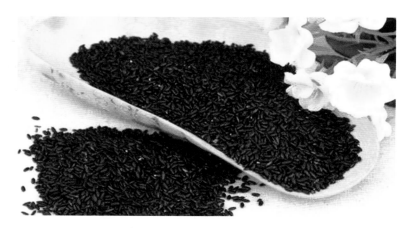

　　黑米是一种药、食兼用的大米,属于糯米类,粒型分为籼、粳两种类型,粒质分糯性、非糯性两类。糙米呈黑色或黑褐色。黑米外表墨黑,营养丰富,有"黑珍珠"和"世界米中之王"的美誉。黑米种植历史悠久,是我国古老而名贵的水稻品种。我国不少地方都有黑米的生产,陕西黑米、贵州黑糯米、湖南黑米等都是杰出的代表,其中陕西洋县黑米自古就有"药米""贡米""寿米"的美誉。黑米食用价值高,除煮粥外,还可以制作各种营养食品并且可以用于酿酒。现代医学也证实,黑米具有滋阴补肾、健脾暖肝、明目活血等疗效。

二、营养价值

　　黑米是稻米中的珍贵品种,主要营养成分(糙米)按占干物质计,含粗蛋白质 8.5%—12.5%,粗脂肪 2.7%—3.8%,碳水化合物 75%—84%,粗灰分 1.7%—2%。此外,黑米中 B 族维生素、维生素 E、钙、磷、

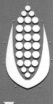

钾、镁、铁、锌等营养元素丰富。黑米所含锰、锌、铜等无机盐大都比大米高1—3倍;更含有大米所缺乏的维生素 C、叶绿素、花青素、胡萝卜素等特殊成分,因而黑米比普通大米更具营养。用黑米熬制的米粥清香油亮,软糯适口,营养丰富,具有很好的滋补作用。

三、食用功效

中国民间自古就有"逢黑必补"之说,黑米因适于孕妇、产妇等补血之用,又称"月米""补血米"等。历代帝王也把它作为宫廷养生珍品,称为"贡米"。古农医书记载,黑米有滋阴补肾、健身暖胃、明目活血、清肝润肠、滑湿益精、补肺缓筋等功效,可入药入膳,对头昏目眩、贫血白发、腰膝酸软、夜盲、耳鸣症等疗效尤佳,长期食用具有延年益寿的作用。现代医学证明,食用黑米对于少年白发、妇女产后虚弱、病后体虚以及贫血、肾虚等症均具有较好的补养作用。黑米中的膳食纤维较多,因此,淀粉消化速度较慢,血糖指数仅有55(白米饭为87),所以,吃黑米有益于血糖的稳定。此外,黑米中的钾、镁等矿物质还有利于控制血压,可减少患心脑血管疾病的风险。因此,黑米可以作为糖尿病人和心血管疾病患者膳食调养的选择。

黑米具有清除自由基、改善缺铁性贫血、抗应激反应以及免疫调节等多种生理功能,黑米中的黄酮类化合物能维持血管正常渗透压,减轻血管脆性,防止血管破裂和止血。黑米有抗菌、降低血压、抑制癌细胞生长的功效,还具有改善心肌营养,降低心肌耗氧量等功效。

黑米外部的皮层中含有花青素类色素,这种色素本身具有很强的抗衰老作用。研究表明,米的颜色越深,表皮色素的抗衰老效果越明显,而黑米的色素作用在各种颜色的米类中是最强的。此外,黑米中富含黄酮类活性物质,对预防动脉硬化有很大的作用。经常食用黑米,有利于防治贫血、头昏、目眩、眼疾、白发、腰膝酸软、肺燥咳嗽、大便秘结、小便不利、肾虚水肿、脾胃虚弱、食欲不振等症。由于黑米所含营养成分多集中在黑色皮层,故不宜精加工,以食用糙米或标准三等米为宜。

四、食用方法

1.黑米粥

食材:黑米100克,糯米80克,花生50克,枣(干)10粒,冰糖15克,水适量。

做法:

(1)将黑米和糯米淘洗干净,用冷水泡2个小时。红枣洗净备用。

(2)将黑米、糯米、红枣、花生放入锅中,加适量水。

(3)用大火将水烧开,再用小火煮40分钟左右。

(4)加入冰糖,待冰糖煮化即可食用。

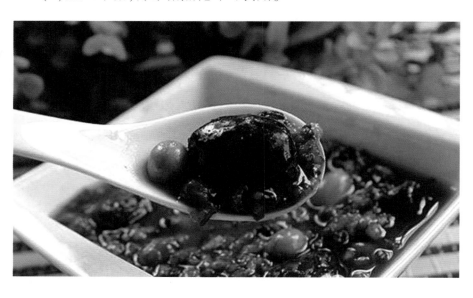

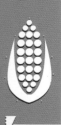

小贴士：为节省时间，可以用高压锅进行熬煮。黑米和红枣、花生配合食用，是补血养颜的佳品。也可加入红豆、莲子、百合，使该款粥有固精益气、强健筋骨等作用。

2.黑米松糕

食材：黑米 1 杯，鸡蛋 2 只，白糖 20 克。

做法：

（1）把黑米浸泡过夜，漂洗干净。

（2）放入搅拌机，加少量水，搅拌成黑米浆。

（3）用纱布过滤，沥干黑米粉待用。

（4）把鸡蛋打入蛋盆，加入白糖，用打蛋器打发至滴落的面糊有 2 秒钟不消失即可。

（5）将沥干的黑米粉加入全蛋糊，搅拌均匀。

（6）在模具底部垫油纸，倒入黑米蛋糊。

（7）蒸 15 分钟左右即可。

小贴士：模具底部垫油纸可以防粘，方便脱模。黑米打浆时，要多打几次，颗粒越细越好。沥出的黑米水不要倒掉，可以做蛋糕或做馒头。黑米松糕可以用黑米粉和糯米粉混合，与这款口感会不同。

3.芒果黑米捞

食材：黑米 1 杯，椰浆半罐，方糖 2 块，芒果 1 个。

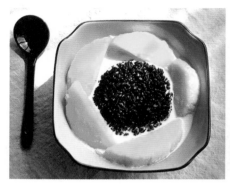
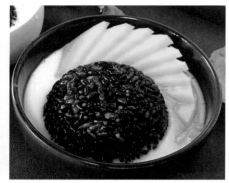

做法：

（1）将黑米洗净，加水浸泡4小时。

（2）在泡好的黑米中添加适量的水，将黑米煮熟后搅拌均匀。

（3）取一个半圆形容器，用水冲一下，放入黑米压实。

（4）将黑米倒扣入碗内。

（5）把芒果洗净，对半切后去核去皮，切块。

（6）在椰浆内根据喜好放入砂糖，加热椰浆至糖融化，沿边倒入盛放黑米的小碗内。

（7）旁边放上芒果即可。

4.红枣玫瑰黑米粥

食材：黑米，白米，红糖，红枣十颗，干玫瑰花苞十几个。

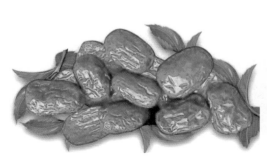
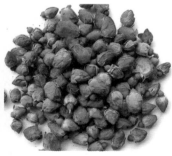

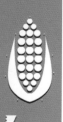

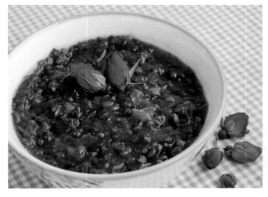
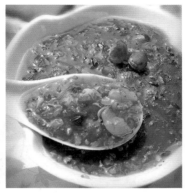

做法：

（1）将黑米、白米按1：1的比例，洗净，加水浸泡一夜以方便熬煮。

（2）将黑米、白米倒入电饭锅中，加开水熬煮，一定要一次把水加足。

（3）等待粥煮开时，将红枣洗净去核，切成丁；玫瑰花苞去蒂，将花瓣分开，备用。

（4）粥煮开后，将红枣加入一同熬煮。至米粒涨开，煮至黏稠时，将红糖放入，溶化。

（5）起锅前将玫瑰花瓣撒入，搅拌均匀即可。

小贴士：煮粥时加2—3滴食用油，搅一搅，就不用担心开锅后粥会溢出来的问题。此外，先将米洗净浸泡半小时，让米粒充分吸收水分，这样熬煮出来的粥会又软又稠，同时会缩短熬煮时间。红枣、玫瑰花苞与黑米的营养结合，使该款粥具有补气养血、健脾暖胃、清肝润肠、抗衰老、养颜的功效。

5.黑米肉松饭团

食材：黑米，肉松，盐。

做法：

（1）将黑米浸泡过夜，放入电饭锅中，水没过黑米，煮熟。

（2）在黑米中拌入肉松和少量的盐。

（3）带一次性手套，把黑米做成饭团。

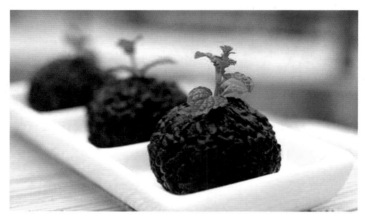

小贴士：黑米团做法简单，可以适当加入肉丁、蔬菜丁、水果丁，做成一款小朋友喜爱的主食和点心。

6.黑米红枣豆沙

材料：黑米一小勺，红枣 6 个，大豆一量杯，冰糖。

做法：

（1）将红枣去核，与黑米、大豆洗净泡 2 小时。

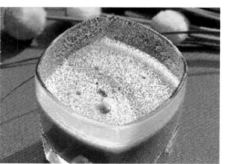

（2）把所有材料都放入豆浆机里，按甜品功能键，煮 20 分钟左右机器自动停止倒出饮用即可。

小贴士：大豆可以用黑豆替代，做成具有乌发功能的豆沙。

7.黑米蒸莲藕

材料：黑米 100 克，莲藕 1 节，白糖适量。

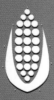

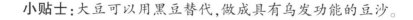

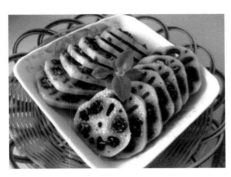
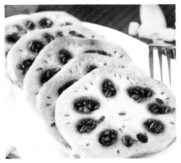

做法：

（1）黑米浸泡过夜。

（2）将莲藕洗净,去掉外皮,切去一头。

（3）从切去的一端用筷子将黑米填进藕孔里,将切下来的藕头用牙签固定好。

（4）上锅蒸30分钟。

（5）晾凉后切片,撒上白糖即可食用。

小贴士:黑米不容易熟,所以要提前浸泡。藕节要选粗壮一些、外表无暇、光泽鲜亮的。藕可以不去皮,熟后表皮颜色微暗。可用蜂蜜代替白糖,切片后,淋上蜂蜜,上锅再蒸几分钟味道更好。

8.香酥南瓜黑米条

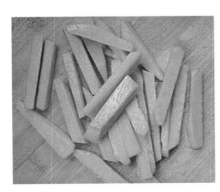
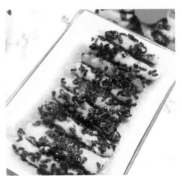

食材:黑米,南瓜,糯米粉,白糖,鸡蛋。

做法:

(1)将南瓜切成粗细均匀的条。

(2)在南瓜条上均匀地沾上糯米粉。

(3)鸡蛋搅拌成鸡蛋液,准备白糖、黑米。

(4)将裹满糯米粉的南瓜条依次放入蛋液、白糖、黑米中蘸匀。

(5)煎锅放油,烧至七成热时放入南瓜条,每个面都煎一遍即可。

小贴士:注意控制油温,油温太高,容易使南瓜条表面焦煳但里面没熟。

9.黑米杂粮小窝头

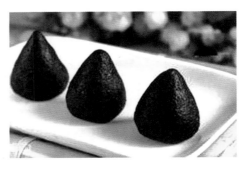

食材:黑米面、黑芝麻粉、薏米粉共 150 克,大豆粉、玉米面共 50 克,糯米粉 70 克,白糖 25 克,干酵母粉 2 克,温水约 130 毫升。

做法:

(1)将所有粉类和白糖混合,加入酵母粉,混匀。

(2)用温水和面,把面团揉匀揉光滑。

(3)面团在温暖的地方醒发 40 分钟。

(4)将发好的面团分成 30 克左右的小面团。

(5)用手将小面团搓成圆锥形窝头的样子,用手指在圆锥底部钻一个小洞。

(6)小窝头做好后放入盘子中,再松弛 20 分钟。

(7)蒸约 12 分钟即可。

小贴士:可以适当加糯米粉中和杂粮较为粗糙的口感,使窝头更

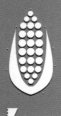

加细腻。材料中杂粮粉的比例,可根据喜好自行调整。白糖25克,成品的甜味不很明显,可自行调整添加量。窝头底部的小洞里塞上一些豆沙馅或枣泥馅,制成风味小窝头。

10.黑米盏

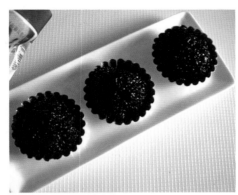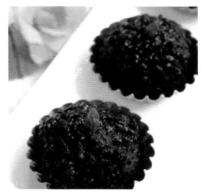

食材:黑米1杯,蜂蜜5大勺,炼乳适量。

做法:

(1)把黑米泡6小时以上。

(2)放入模具。

(3)在黑米上淋蜂蜜、炼乳。

(4)上笼蒸30分钟即可。

小贴士:可以加一些糯米增加黏性,也可以加葡萄干、圣女果做成不同风味的黑米盏。

11.养生黑米酸辣凉面

食材:面粉200克,黑米粉50克,水100毫升,黄瓜,胡萝卜,青红辣椒,香菜,花生米油,醋,生抽,蚝油,盐,香油,辣椒油。

面条做法：

（1）将黑米粉和面粉混合，加少许盐，倒入水稍微揉一下成团。

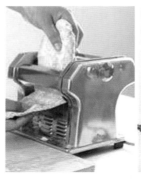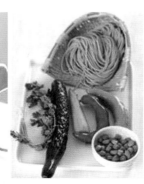

（2）用面条机面片1档把面团来回压，直到压得很光滑，换4档，压一遍。然后换切面刀，压窄面条。

酸辣凉面做法：

（1）将黄瓜、胡萝卜切丝，辣椒、香菜切碎。

（2）将醋、生抽、蚝油、盐、香油、辣椒油拌匀，加入切碎的辣椒及香菜。

（3）热锅凉油，放入花生米小火炒至酥脆。晾凉后用蒜臼子捣碎。

（4）煮面，面煮好后捞出过凉水后，加入黄瓜、胡萝卜丝，加入调料汁，加入花生碎，拌匀即可。

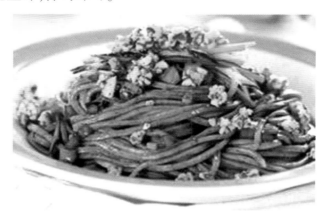

小贴士：面粉、黑米粉的比例可以适当调整。压面条时，也可以根据个人喜好选择压宽面条，效果也很好。

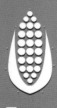

12.黑米双色花卷

食材:黑米50克,面粉150克,酵母粉4克。

做法:

(1)把黑米淘洗干净,用料理机采用干磨刀将黑米磨成粉,与50克面粉混合,加入2克左右的酵母粉混匀,用温水和面。

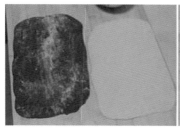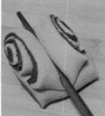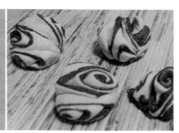

(2)将其余100克面粉加入2克左右酵母粉,用温水和面。

(3)将面团醒发至变成原来的2—3倍,充分揉光滑。

(4)将面团擀成薄厚均匀的长方形面片。

(5)在白色的面片上均匀涂抹一层食用油,并撒上适量食盐

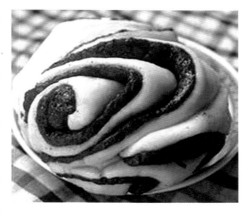

和面粉一并抹开,将黑色面片盖在白色面片上,黑色面片上涂食用油,撒适量的盐和面粉抹开。

(6)沿长的一边卷起,切成均匀的合适大小的剂子。

(7)取两个剂子摞起来,用筷子顺着切茬的方向按压一下。

(8)顺着压痕的方向两只手分别拽两头,边轻抻边朝不同的方向拧约两圈,两只手捏住的部分收在花卷底部,捏牢。

（9）蒸屉薄刷一层油，把生坯放上去，饧发 30—45 分钟左右。冷水入锅，中火蒸上 20 分钟左右。

小贴士：和面时，喜欢吃硬馒头，可以少放一些水，喜欢吃软的，就多放一些水。二次醒发时，可以在蒸屉下面放温水（38℃以下），这样可以减少发酵的时间。

13.黑米馒头

食材：黑米粉 50 克，面粉 200克，糖 13—25 克，水 125—150 毫升，酵母 4 克。

做法：

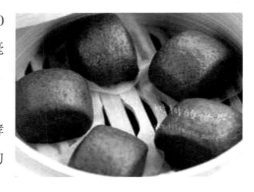

（1）将黑米粉、面粉、糖、酵母拌匀，然后加温水，揉成光滑的面团。

（2）揉好的面团盖上盖子，醒发 20 分钟。

（3）把醒好的面团再次揉成光滑面团。

（4）把面团用手搓成光滑均匀的长条。

（5）切成均匀的剂子，码入蒸笼进行二次醒发约 30—40 分钟。

（6）上锅蒸 20 分钟即可。

小贴士：糖可以加也可以不加，按自己喜好选择。用水的量进行适当调整，可以做出口感软硬不同的馒头。

14.黑米面包（老面法）

食材：

A.老面团：高筋面粉 100 克，温水 65 毫升，干酵母 1.5 克。

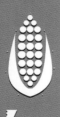

B.主面团:黑米粉 180 克,高筋面粉 100 克,砂糖适量,盐适量,黄油 15 克,温水 120 毫升,干酵母 0.5 克。

做法:

(1)将 A 中的干酵母加入 100 克高筋面粉中,混匀,温水和面,揉成面团。

(2)将此面团进行醒发,体积至原来 2—2.5 倍大左右,排去面团中大部分气体,放入保鲜袋内,冰箱冷藏待用。

(3)将提前制作好的老面取出,撕成小块或者给搓成长条,用刀切成小块。

(4)再将主面团中除黄油以外的其他材料初步混合均匀,加入温水,搅拌成粗糙的面团。然后加入撕成小块的老面和黄油,慢慢揉面团,至黄油完全吸收。

(5)揉好的面团发酵至原来的 2.5—3 倍时,将发酵好的面团取出,切成 2 份,整理成两头尖中间大的橄榄状。

(6)面团表面扑上薄薄一层高筋面粉。

(7)将烤箱预热到 30—35℃,将面团排上烤盘,进行第二次醒发,面团体积至原来 2 倍大左右时,用刀在面团中间和左右各斜着划几刀。

(8)烤箱预热 200℃,将面团放入烤箱中层,烤制 15—18 分钟左右。

小贴士:烤箱预热时,一定要取出待烤制的面包,直到温度达到 200℃再放入,否则面包会干硬、焦煳。可以一次适当多做一些老面团,放入冰箱多次使用。

第五节　紫　米

一、简介

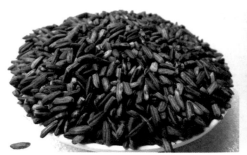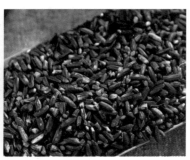

紫米是水稻的一个品种,属于糯米类,仅湖南、四川、云南、贵州有少量种植,是较珍贵的水稻品种。紫米颜色紫黑,食味香甜,甜而不腻。紫米种皮有一薄层紫色物质。紫米煮饭,味道极香并且糯,有紫糯米和"药谷"之称,紫米含有丰富的营养,具有很好的滋补作用,民间常作为补品,因此被人们称为"补血米""长寿米"。紫米富含纯天然营养色素和色氨酸,下水清洗或浸泡会出现掉色现象(营养流失),因此不宜用力搓洗,浸泡后的水宜与紫米一起蒸煮食用。

二、营养价值

紫鹊界紫米是紫米中的精品。以紫鹊界紫米为例,其蛋白质含量比一般精米高 1.37%;氨基酸总量高 71.4%,特别是赖氨酸含量比一般精米高 96%;蛋氨酸含量比一般精米高 240.7%;苏氨酸含量比一般精米高 113.5%。另外,组氨酸也被确认为儿童必需的氨基酸之一,每100 克紫鹊界紫米中含组氨酸 365.0 毫克,比一般精米高 100%。紫鹊界紫米氨基酸含量丰富,尤其适合儿童、老年人及孕妇的营养需要。

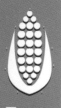

紫鹊界紫米中纤维素含量很高,粗纤维含量为1.34%。纤维素有充盈肠道、增加粪便体积、促进肠道蠕动、促进消化液的分泌、减少胆固醇吸收等作用。因此,经常食用紫鹊界紫米,对预防动脉硬化、防止肠癌大有益处。此外,其微量元素含量也很丰富,每1000克含铁16.72毫克,比一般精米高248.3%;含钙138.55毫克,比一般精米高116.5%;含锌23.63毫克,比一般精米高81.8%;含硒0.08毫克,比一般精米高17.8%。

三、食用功效

紫米在《本草纲目》中便有记载,文曰:紫米有滋阴补肾、健脾暖肝、明目活血、补血益气、收宫滋阴、治疗神经衰弱等功用。紫米味甘、性温,有暖胃健脾、滋补肝肾、缩小便、止咳喘等作用。对胃寒痛、消渴、夜尿频密等症有一定疗效。现代科学家发现紫米外壳含有丰富的青花素抗氧化剂成分,有利于保护心血管健康,防止动脉硬化,预防癌症发生。其蛋白酶成分可帮助老年人改善睡眠质量,硫氨素则能改善女士的贫血状况,色氨酸成分能降血脂,维护生命机体健康。

紫米营养丰富,是食疗的佳品。

四、食用方法

香润可口的紫米粑粑、紫米甜白酒、大枣紫米粥、紫米三七炖鸡、紫米八宝饭、紫米汽锅鸡、紫米葫芦鸭深受人们喜爱。

1.紫米莲子粥

食材:紫米2杯,莲子10余粒,糖适量。

做法:

（1）将紫米轻柔清洗后浸泡 1
小时。

（2）把莲子洗净去芯。

（3）煮粥锅中放入紫米，再加约 4
杯水，煮开后改小火煮 30 分钟，熄火焖
半小时。

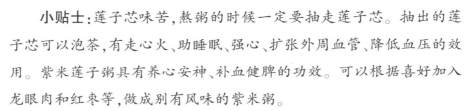

（4）锅中加入莲子，再重新开火煮
20 分钟直到米粒软烂。

（5）加糖调味，盛出食用。

小贴士：莲子芯味苦，熬粥的时候一定要抽走莲子芯。抽出的莲
子芯可以泡茶，有走心火、助睡眠、强心、扩张外周血管、降低血压的效
用。紫米莲子粥具有养心安神、补血健脾的功效。可以根据喜好加入
龙眼肉和红枣等，做成别有风味的紫米粥。

2.芒果红豆紫米捞

食材：紫米，红豆，芒果，椰
奶，冰糖，炼乳。

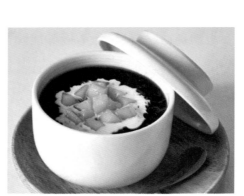

做法：

（1）将紫米、红豆浸泡过夜。

（2）将紫米、红豆放入锅里，
加适量的水，大火煮开后改小火
慢煮，隔一会用勺子搅拌一下以免煳锅。

（3）小火熬约 2 小时，加入冰糖熬至溶化，关火。

（4）盛如碗内，加椰奶、炼乳、芒果即可。

小贴士：此款粥若女性朋友在经期食用，可以用红糖替代冰糖。

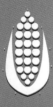

3.椰汁紫米软糕

材料:紫米 60 克,粟粉 120 克,水 4 杯,椰汁 1 杯,砂糖 120 克。

做法:

(1)洗净紫米,用 4 杯清水泡浸 4 小时。

(2)将紫米连浸泡用的水一起煮 20—25 分钟至软透。

(3)椰汁与粟粉拌匀,备用。

(4)将糖与清水煮溶,加入粟粉、椰汁,快速搅成糊状,加入已煮熟的紫米。

(5)放入已涂油的模具中压平,冷藏脱模即可。

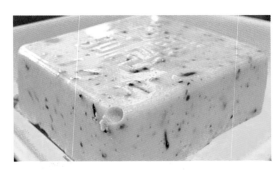 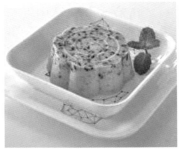

小贴士:这款甜品既有香软的紫米,又有椰汁的淡淡味道,香嫩幼滑,入口即溶。粟粉将他们紧紧地组合在一起,引出咀嚼的快感!

4.紫米吐司

食材:高筋粉 250 克,牛奶 30 毫升,酵母 4 克,温水 60 毫升,紫米粥 100 克(大约),奶粉 2 大匙,黄油 30 克,糖 35 克,盐一小匙。

做法:

(1)酵母溶于温水中,静置 10 分钟。

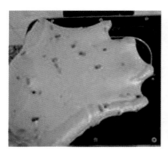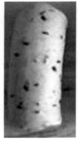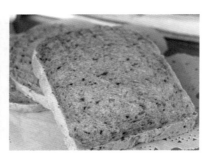

（2）除黄油外的全部材料放入盆中揉成团,加入植物油揉至面团可以拉出薄膜。

（3）面团醒发至原来的两倍大,把面团排气,切成2份,滚圆松弛15分钟。松弛好的面团擀长,翻面后卷成圆筒,再松弛10分钟。将圆筒从中间向两边擀开成长条形,翻面后重新卷成圆筒。

（4）放入吐司模中发至九分满,表面刷蛋液。

（5）烤箱预热至180℃,放入下层,上下火烤30分钟。

小贴士:家中没有黄油,用植物油替代也可。也可以将泡软的红枣切块,加入面团中,做出可口的紫米红枣吐司。

5.紫米饭团

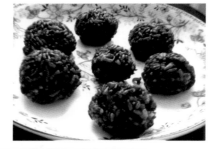

食材:紫米,草莓果酱。

做法:

（1）轻柔清洗紫米后,做成紫米饭。

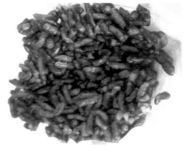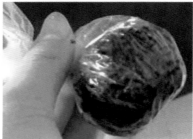

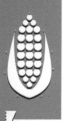

(2)将紫米在保鲜膜上铺平。

(3)在铺平的紫米中央加入草莓果酱。

(4)从四周收紧保鲜膜。

小贴士:除各种果酱外,也可以加入肉松、火腿、玉米粒、青豆、咸蛋黄等制成各种风味小点心。

6.紫米红枣粥

食材:粳米 30 克,紫米 50 克,红枣 8 颗,核桃适量,冰糖 50 克。

做法:

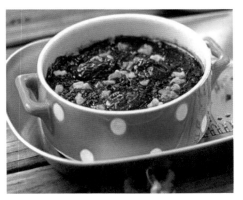

(1)将紫米、粳米洗净,紫米冷水浸泡 2 小时,粳米浸泡半小时。

(2)将红枣洗净除核,浸泡 20 分钟备用。

(3)将紫米、粳米、红枣、核桃放入锅中,加适量冷水,大火煮沸后转小火慢熬 45 分钟。

(4)加入冰糖继续煮 2 分钟至冰糖溶化即可盛起食用。

小贴士:冰糖用红糖替代亦可。紫米清洗要轻柔,否则易造成营养流失。

7.酥炸紫米鸡肉丸

食材:紫米 100 克,长糯米 100 克,鸡胸肉 100 克,低筋面粉适量,红萝卜丁适量,蛋液适量,面包粉适量,盐、细砂糖、白胡椒粉、米酒、太白粉各少许。

做法：

（1）将紫米轻柔洗净后浸泡于冷水中约6—8小时，捞出沥干水分。红萝卜丁烫熟，捞出沥干水分。

（2）将长糯米洗净后沥干水

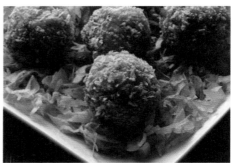

分，加入紫米和水拌匀后蒸熟。

（3）将鸡胸肉剁成泥状，加入调味料搅拌均匀至有黏性，取适量包入1个红萝卜丁，捏成丸子状移至蒸笼蒸15—20分钟。

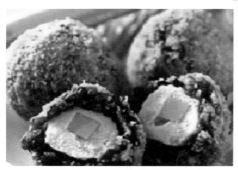

（4）在鸡肉丸外皮裹上适量紫米饭，尽量整形成球状，再依序沾裹低筋面粉、蛋液以及面包粉。

（5）热油锅至油温约150℃，放紫米鸡肉丸，炸至外表呈金黄酥脆状即可。

小贴士：炸丸子时油温不能太高，否则丸子容易炸煳。丸子出锅以后，颜色还会变深一些，不要等它出现漂亮的金黄色再出锅，尽量在略浅一点的时候，将丸子捞出。

8.紫米烧麦

烧麦皮食材：面粉150克，开水75克。

烧麦馅食材：紫糯米100克，泡发香菇80克，猪肉馅100克，姜、胡椒粉、盐、生抽、鸡粉、芝麻油、红萝卜丁适量。

做法：

（1）把紫糯米浸泡过夜。电饭锅里加适量水，屉上加一层湿屉布，

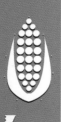

泡好的紫糯米入屉蒸 35 分钟左右至紫糯米熟透。

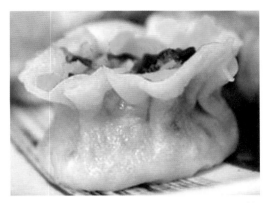

（2）将香菇切成小粒状。

（3）将面粉慢慢加开水，揉成面团后醒 30 分钟。

（4）炒锅里加适量油，烧热后下入肉馅煸炒至变色。

（5）再加入香菇碎翻炒，然后加入蒸好的紫糯米饭，翻炒过程中依次加入姜、盐、鸡粉、生抽、胡椒粉、芝麻油至翻拌均匀后出锅。

（6）把面团搓成长条状，切成均匀的小剂子。

（7）将每个小剂子擀成薄皮（与包饺子皮同）。

（8）每个小剂子包入适量紫糯米馅，像包包子一样折褶子，不要收口，收口处加萝卜丁装饰。

（9）做好的烧卖放入蒸锅，上汽儿后蒸 7 分钟即可出锅。

小贴士：猪肉馅可以根据个人喜好换成其他肉类，也可以不加肉，只加自己喜爱的蔬菜，做成素紫米烧麦。

9.酸奶腰果紫米糕

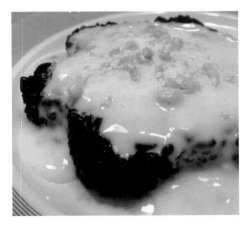

食材：紫米一小碗，生腰果若干，酸奶一碗，蜂蜜少许。

做法：

（1）将紫米洗净浸泡过夜。

（2）把泡好的紫米带水放入高压锅中隔水蒸 20 分钟。

（3）将蒸好的紫米加入蜂蜜，拌匀，紫米放到自己喜欢的模具里压实。

（4）模具取出后，淋上酸奶，撒上压碎的腰果仁。

小贴士：腰果可以用其他坚果替代。

10.紫米青椒肉丁包子

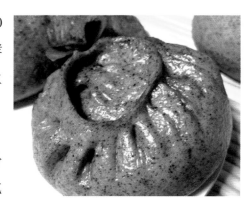

食材：面粉300克，紫米粉30克，青椒2个，五花肉200克，酵母粉4克，花椒粉、姜粉、盐、生抽、油适量。

做法：

（1）将紫米粉、面粉、酵母粉混合，温水和面，醒发至面团变成原面团体积的2倍左右。

（2）将青椒切丁，五花肉切碎，加入所有调味料，拌匀成馅料。

（3）将醒发好的面切成剂子，揉匀，擀成包子皮。

（4）将馅料放入包子皮包成包子，上锅蒸15分钟即可。

小贴士：该款包子青椒可以根据个人喜好用其他蔬菜替换，紫米粉与面粉的比例也可以根据需求调整。

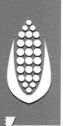

第六节　薏　米

一、简介

薏米又叫薏苡仁、苡仁、六谷子,为禾本科植物薏苡的种仁。薏米的营养价值很高,被誉为"世界禾本科植物之王"。在欧洲,它被称为"生命健康之禾"。在日本,薏米被列为防癌食品。

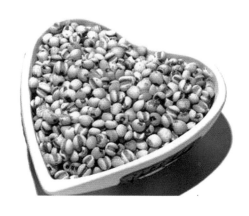

二、营养价值

薏米的营养价值很高,含有碳水化合物,粗纤维,蛋白质,脂肪,矿物质钙、磷、铁,维生素 B_1,维生素 B_2,烟酸,氨基酸包括亮氨酸、精氨酸、赖氨酸、酪氨酸、脂肪酸。此外,还含有苡仁酯、苡仁油、谷甾醇、生物碱等营养成分。其中蛋白质、脂肪、维生素 B_1 的含量远远高于大米。

三、食用功效

《本草纲目》记载:"薏仁健脾益胃,补肺清热,祛风除湿,养颜驻容,轻身延年,利肠和胃,久食益气。"薏米是我国传统的药食两用的保健食品,具有降血糖、降压和抗炎作用,性凉、味甘,入脾、肺、肾经,具有利水、健脾、除痹、清热排脓的功效。薏米微寒而不伤胃;益脾而不滋腻。研究发现薏米提取物有抑制脂肪酶活性和预防乳腺癌等作用,是一种新型的抗癌物质。薏苡仁酯不仅具有滋补作用,而且能抑制艾氏腹水癌细胞,可用于胃癌及子宫颈癌的辅助治疗。

四、食用方法

1.冬瓜薏仁瘦肉粥

食材:薏米 50 克,冬瓜 100 克,猪瘦肉 50 克,盐、鸡精、胡椒粉、香油适量。

做法:

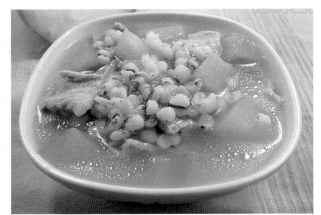

(1)将薏米洗净,浸泡 2 个小时。

(2)将猪瘦肉洗净切片。

(3)将冬瓜去皮、去籽,洗净切成小块。

(4)把薏米、瘦肉放入砂锅中。

(5)加适量水煮沸后改小火煮至熟。

(6)放入冬瓜煮至熟透。

(7)放入盐、鸡精、胡椒粉、香油调味即可出锅。

小贴士:冬瓜、薏米可消水肿,瘦肉可以补充蛋白质,是一款营养又美味的减肥粥。

2.薏米豆浆

食材:薏米 30 克,大豆 70 克。

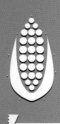

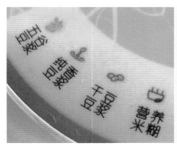 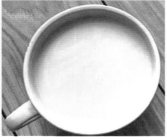 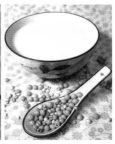

做法:

(1)将薏米、大豆洗净浸泡过夜。

(2)将浸泡后的薏米、大豆一同放入豆浆机,加入 1500 毫升左右的水,不要超过最高水位线。

(3)盖上盖子,打开五谷豆浆模式。待豆浆机自动断电后就可以饮用了。

小贴士:用水量可以根据自己喜好的浓稠度酌情调整。饮用时可以加糖调味。若室温较高,薏米和大豆可以放在冰箱里冷藏浸泡过夜。

3.绿豆薏仁水

食材:薏米 30 克,绿豆 20 克。

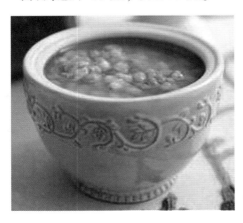 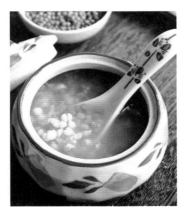

做法:

(1)将薏米、绿豆清洗干净后浸泡一夜。

(2)把泡好的薏米、绿豆连浸泡水一起倒入汤锅,再加适量水,大火烧开后转中小火再煮20分钟。

(3)关火后盖上盖再焖10分钟。

小贴士:若个人喜欢煮得更熟些,可以延长煮制的时间。可以加适量冰糖食用。多加水可以当作茶引用,具有祛湿解暑的功效。

4.薏米山药粥

食材:薏米50克,山药150克,红萝卜适量。

做法:

(1)将薏米清洗,浸泡过夜。

(2)将山药去皮,切段。红萝卜切丁。

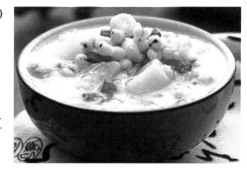

(3)把薏米加入砂锅中,添适量水,大火烧开,小火慢煮30分钟。

(4)加入山药、红萝卜丁继续煮至粥黏稠即可。

小贴士:该粥具有健脾祛湿、滋补肺肾的功效。

5.薏米冬瓜排骨汤

食材:薏米80克,排骨500克,冬瓜500克,老姜1小块,香葱,盐5克,白胡椒粉3克,白醋。

做法:

(1)将薏米洗净,用水浸泡2小时。

(2)将冬瓜洗净,去瓢后切大块。

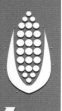

（3）将姜洗净切片，香葱洗净挽成结备用。

（4）把排骨冲洗干净，提前用冷水浸泡1小时左右，沥干水，放入高压锅，加入香葱和姜，加适量白醋。

（5）盖上高压锅，大火加热到沸腾后，转小火煮40分钟。最后减压开盖。

（6）加入冬瓜、盐、白胡椒粉，开盖煮20分钟即可。

小贴士：冬瓜不宜切太薄，否则容易化在汤里。冬瓜也可以去皮再加入锅中，但冬瓜连皮煮祛暑效果更好。该汤具有祛暑美白的功效。

6.薏米柠檬水

食材：薏米适量，柠檬1个，冰糖。

做法：

（1）把薏米提前浸泡3小时。

（2）把薏米放入砂锅中加水慢炖30分钟。

（3）将适量冰糖放入锅中至溶化。

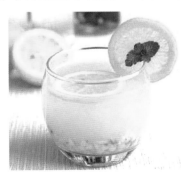
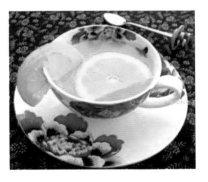

（4）关火。稍凉一会,挤入 1 个柠檬汁即可。

小贴士:柠檬可以等到饮用时再加入。冰糖也可以用蜂蜜替代。这是一款可以替代饮料的饮品。薏米和柠檬结合,具有祛湿美白的功效。

7.薏米冬瓜茶

食材:薏米,冬瓜,冰糖。

做法:

（1）将薏米洗净。

（2）将冬瓜洗净,带皮切块。

（3）将薏米加入高压锅,加适量水,煮 30 分钟,压力下降后,转入汤锅。

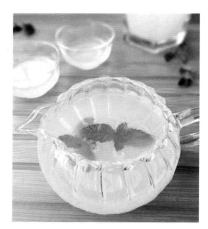

（4）加入冬瓜,大火烧开,转中火,煮 20 分钟,等冬瓜煮到透明即可。

（5）加入冰糖,待冰糖溶化后,滤掉薏米和冬瓜即可。

小贴士:夏日炎炎,这款薏米冬瓜茶不但有祛湿解暑、止渴除烦、清热解毒、利尿消肿等功效,而且还是一种美容食品,常食可以保持皮肤光泽细腻,可消除色斑,对皮肤粗糙等也有良好疗效。不喜欢甜味也可以不加冰糖。

8.薏米猪蹄汤

食材:薏米 50 克,猪蹄 2 个,盐,香葱,料酒,胡椒粉。

做法:

（1）将薏米洗净,姜切片,香葱挽结。

（2）把猪蹄剁成块状,下沸水锅焯一下,捞出用清水洗净。

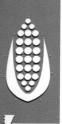

（3）将薏米、猪蹄、香葱、姜片、料酒放入锅中,加入适量的水,大火烧开后,改用小火煲至猪蹄熟烂。大约1.5—2小时。

（4）加盐和胡椒粉调味。

小贴士:健脾祛湿的薏米和含丰富胶原蛋白的猪蹄,成就了一款传统的美容汤品。

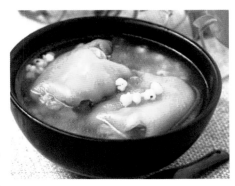

9.薏米布丁

食材:薏米100克,水300克,全蛋3个,细砂糖80克,奶油120克。

做法:

（1）把薏米浸泡6小时,再加水煮约40分钟,之后将薏米捞出沥干,薏米汤留下备用。

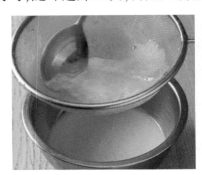

（2）待薏米汤降温至40℃时,加入全蛋、细砂糖,用打蛋器同方向搅拌均匀,随即过筛二次,再加入奶油及薏米搅拌均匀,倒入杯中。

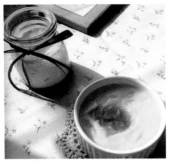

（3）在烤盘里倒入一些热水(约布丁杯1/3高度)。

（4）烤箱预热至160℃,烤30分钟。

（5）转上火180℃,烤5分钟。

小贴士:若为方便,放入电锅中蒸12分钟,可节省时间而且味道也不错。也可以直接将烤箱预热至160℃,烤制至熟亦可(约40分钟左右)。

10.薏米银耳羹

食材:薏米,银耳,枸杞,冰糖。

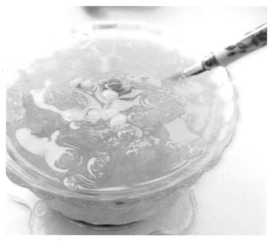

做法:

（1）将薏米、银耳洗净,分别进行浸泡。

（2）把薏米、银耳倒入高压锅,加适量的水,沸腾后转中小火煮35分钟。

（3）压力下降后,加入洗净的枸杞,开锅盖稍煮一会儿。

（4）加入适量的冰糖,待冰糖溶化后,汤稍稍黏稠即可盛出。

小贴士:薏米不易熟,泡的时间尽量长一些,以减少煮的时间。薏米银耳羹具有消水肿、利肠胃、清热润燥的功效,还能使皮肤更美白滋润并消除色素斑。枸杞有补肾、补血、安神之功效。薏米银耳羹是一款美味、养颜、减肥的佳品。

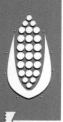

11.草莓薏米优格

材料:薏米 100 克,草莓六颗,优格(酸奶)一盒。

做法:

(1)将薏米加水煮开,水沸后等薏仁熟透、汤汁呈浓稠状即可(约
1 小时)。冷凉后放入冰箱备用。

(2)将草莓洗净,去蒂、切半,摆在冷藏后的薏米上。

(3)浇入优格即可食用。

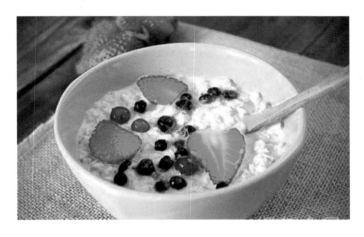

小贴士:薏米热量低,是高纤维食物,能促进肠胃蠕动,排除体内
多余毒素,让皮肤焕发神采。优格能排除宿便,排清毒素。这款草莓
薏米优格是理想的早餐之选。

第七节　高粱红米

一、简介

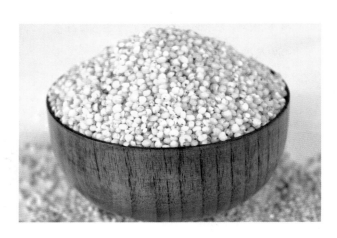

高粱,又名木稷、秫、芦粟、荻粱,是人类最早培育的作物之一。世界的许多地区,如美国、印度和中国,一直把高粱当作主要谷物之一。我国栽培高粱较广,以东北各地为最多。食用高粱可以食用、酿酒。糖用高粱的秆既可制糖浆也可生食。帚用高粱的穗可制笤帚或炊帚。嫩叶阴干青贮,或晒干后可作饲料。颖果可入药,能燥湿祛痰,宁心安神。

古书记载,五千年以来,中国人在黄河流域就已培育出高粱品种,并大面积种植生产,是非常古老的食物。高粱自古有"五谷之精""百谷之长"的美誉,还被人们称为"铁杆庄稼"。高粱中所含的脂肪及铁的含量比大米多,含有的单宁有收敛固脱的作用。患有慢性腹泻的病人在秋季常食高粱米粥有明显疗效。糖尿病患者应禁食高粱,大便燥结以及便秘者应少食或不食。

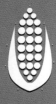

二、营养价值

高粱籽粒中主含粗脂肪 3%、粗蛋白 8%—11%、粗纤维 2%—3%、淀粉 65%—70%。亮氨酸和缬氨酸的含量略高于玉米，而精氨酸的含量又略低于玉米。高粱缺乏赖氨酸和色氨酸，蛋白质消化率低，是一种不完全的蛋白质，人体不易吸收。如将其与其他粮食混合食用，则可提高其营养价值。

高粱中含有多种矿物质和维生素，其中钙、磷的含量与玉米相当，维生素中 B_1、B_6 含量与玉米相同，泛酸、烟酸、生物素含量多于玉米，核黄素的含量也较丰富。

三、食用功效

高粱有"五谷之精、百谷之长"的盛誉，高粱味甘、涩，性温，入脾、胃经，食疗价值很高。具有和胃、健脾、消积、止泻、固涩肠胃、抑制呕吐、温中、止霍乱的功效，可以用来治疗食积、消化不良、湿热、下沥、小便不利、妇女倒经、胎产不下等症。

四、食用方法

1.高粱饭

食材：高粱米适量，饭豆少许，熟玉米粒少许。

做法：

（1）高粱米和饭豆淘洗干净，冰箱冷藏浸泡过夜。

（2）放入煮锅中，加水盖锅，大火煮开后用小火煮 30 分钟。

（3）煮至水分收干后，关火，盖盖焖 10 分钟。

（4）将煮好的米饭用勺子翻松，过凉开水几次即可。

小贴士：高粱饭入口较粗，如果只是单纯地吃高粱米焖的米饭，可能会觉口感不是很好，将高粱米与大米混搭，口味会改善。

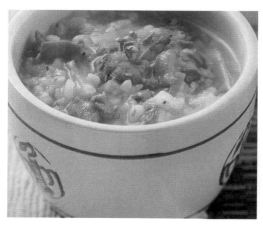

2.高粱米羊肉粥

食材：高粱米 1 杯，羊肉片 150 克，白萝卜 1/3 根，香菜少许，盐、胡椒粉少许，料酒 1 大匙。

做法：

（1）将高粱米洗净，加水 2 杯浸泡 30 分钟。

（2）把高粱米放入锅中并加水，用大火煮开后改小火熬粥。

（3）将白萝卜削皮、切丝，加入粥内煮软。

（4）另取小锅用 2 大匙油炒羊肉片，淋料酒 1 大匙，炒变色后，放入粥内同煮，用盐调味。

（5）将羊肉片加入粥中，待羊肉片熟后，熄火。撒入胡椒粉和香菜，盛出食用。

小贴士：可以根据个人喜好适当加入大米、玉米调整口感。

3.粗粮养生米饭

食材:高粱米 50 克,大米 70 克,黑米 50 克,黄米 50 克,红米 50 克,糙米 50 克。

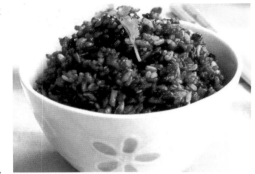

做法:

(1)把所有米混合在一起,加水用筷子搅拌洗 2 次。

(2)把米放电压力锅中,加适量水。按键煮好就可以了。

小贴士:该款杂粮饭粗粮比例大,煮时所需水量比普通米饭适量多一些。如果一下子不太习惯粗粮米饭,可以多用一点大米,其他米少一点。煮饭前浸泡米类可以节省煮饭时间。

4.高粱面搓长鱼鱼

食材:高粱粉,绿、红辣椒各一个,黄瓜,小葱,大蒜,山西老陈醋 2 勺,盐 1/2 茶匙,熟白芝麻 1 匙。

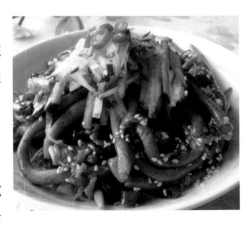

做法:

(1)将高粱粉与开水按 1∶1 和面,边加开水边用筷子迅速搅拌,形成没有干粉的面疙瘩,然后揉成表面光滑细腻的面团。

(2)醒发 20 分钟。

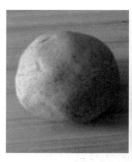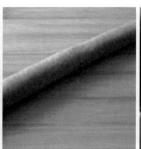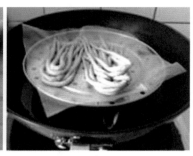

（3）揪一小块面团，揉几次，面团变光滑后，把面团搓成大拇指般粗的细长条。

（4）从细长条面团上揪下一个小的面剂子，放在案板上，手掌心按在面剂子上，轻轻滚动搓制面剂子，且手掌逐步向后移动，形成长鱼鱼。

（5）蒸笼上铺一层油纸，"高粱面鱼鱼"成环形放在油纸上，放入锅中，水沸腾后蒸10分钟。

（6）取出放凉后，一条条撕开。

（7）锅里放油加热，辣椒、小葱切丁后放入锅内煸出香辣味，淋入2勺山西老陈醋，出浓浓的醋香味时，关火，汤汁放至冷却。

（8）蒜捣碎，与熟芝麻一起加入汤汁中。

（9）把黄瓜切丝，放在撕好的高粱鱼鱼上，淋入汤汁即可。

小贴士：难以接受全高粱粉鱼鱼可以在高粱粉中适量地加入莜面。

5.荞麦高粱面煎饼

食材：高粱粉30克，面粉30克，荞麦粉30克，甜面酱，葱，香肠，鸡蛋，生菜。

做法：

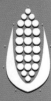

（1）将所有粉类混合，加入清水，均匀搅拌至无颗粒状态的面糊。

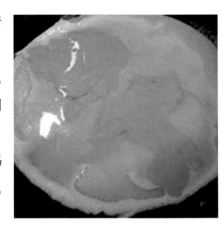

（2）平底锅烧热，倒入少许油。将面糊倒入锅内，晃动锅子，使面糊均匀粘满锅底。

（3）面糊稍凝固后打入一个鸡蛋，用铲子把鸡蛋均匀摊在饼上面。鸡蛋未凝固前撒上葱末。

（4）饼底凝固，小心用铲子把饼翻面，刷甜面酱。

（5）放一片生菜、一根香肠，把饼卷起即可。

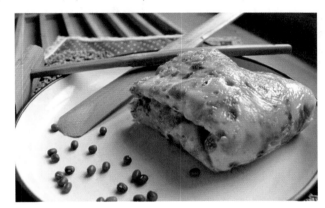

小贴士：各类面粉的比例可以自由组合，酱也可以选择其他辣酱，喜欢香菜也可以在撒葱末时同时撒上香菜。

6.高粱荠菜窝窝头

食材：高粱面300克，面粉100克，荠菜250克，酵母粉4克，盐。

做法：

（1）把荠菜摘净，清洗，用开水焯一下，捞出沥干水分，切成蔬菜末。

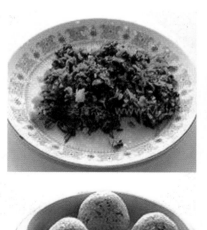
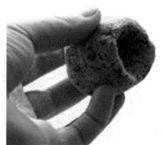
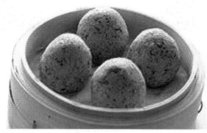
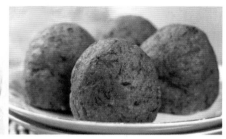

（2）将高粱面、面粉、蔬菜末一起放入一个大的容器里，加入食盐与酵母粉搅拌均匀。

（3）加适量水，和成光滑的面团，保鲜膜盖住醒发半个小时。

（4）取适量面团，揉成鸡蛋形状，底部按一个小窝，然后团成窝头状，蒸20分钟即可。

小贴士：高粱面没有筋性，无法揉成像白面团一样有筋性的面团，揉成软硬适中的面团即可。高粱米和面粉比例可以自由调配。

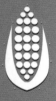

第八节　大　麦

一、简介

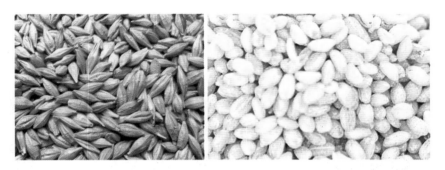

大麦,也叫牟麦、饭麦、赤膊麦,营养成分与小麦近似,纤维素含量略高。大麦中的碳水化合物含量较高,蛋白质、钙、磷含量中等,含少量 B 族维生素。大麦含谷蛋白(一种有弹性的蛋白质)量少,不能做多孔面包,可做不发酵食物,在北非及亚洲部分地区尤喜用大麦粉做麦片粥。大麦也是我国主要种植物之一。珍珠麦(圆形大麦米)是经研磨除去外壳和麸皮层的大麦粒,加入汤内煮食。

二、营养价值

大麦营养成分较为丰富,每 100 克含碳水化合物 63.4 克、蛋白质 10.2 克、脂肪 1.4 克、膳食纤维 9.9 克、钙 66 毫克、铁 6.4 毫克、磷 381 毫克。大麦还含有维生素、硫胺素、核黄素、烟酸、尿囊素等。大麦胚芽中,维生素 B_1 的含量较小麦更多。

三、食用功效

大麦味甘,性凉,具有健脾消食、除热止渴、利小便的功能。所含尿囊素可促进溃疡的愈合。大麦常用于脾胃虚弱,食积饱满、胀闷,烦热口渴,小便不利的食疗,亦可用于胃与十二指肠溃疡、慢性胃炎等的食疗。

四、食用方法

1.大麦茶

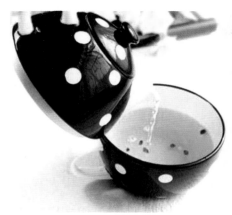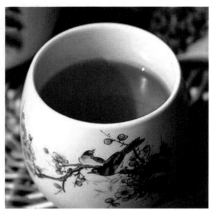

食材:大麦茶

做法：

(1)将大麦茶包进茶包。

(2)跟清水同时放入锅内,大火煮开后再转小火煮 3—5 分钟即可。

小贴士:大麦茶有消温解毒、健脾减肥、清热解暑、去腥膻、去油腻、助消化、润肤乌发之功效。

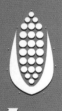

2.大麦奶茶

材料:大麦茶1小包,蜂蜜少许,鲜奶1盒,干玫瑰少许。

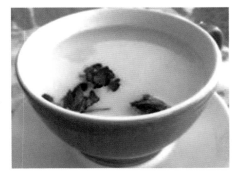

做法:

(1)将大麦茶包好,加少量水沸腾后煮3—5分钟,与鲜奶调匀。

(2)根据自己的口味加蜂蜜,再加干玫瑰点缀即可。

小贴士:可根据喜好加奶皮子、炒米等。若不喜欢甜味,也可以加少量盐调味。

3.牛肉大麦

食材:牛里脊250克,大麦粒50克,胡萝卜1根,莴笋1/3根,盐1小勺,生抽2大勺,料酒1大勺,蚝油1小勺,油2大勺,淀粉1大勺。

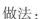

做法:

(1)将大麦粒洗净,浸泡约2小时后,煮熟沥干水备用。

(2)将牛肉洗净,切1厘米见方的小丁。倒入1小勺料酒、1小勺生抽和 1 小勺淀粉拌匀,并用手抓十几下。腌制 15 分钟。

（3）把胡萝卜和莴笋分别去皮洗净切丁备用。

（4）把锅烧热,放油。牛肉丁下锅之前用少许油抓几下,然后下锅炒开,肉变色后捞出。

（5）锅里留适量底油,将胡萝卜丁放入煸炒,再将牛肉丁和麦粒一起放入翻炒。加余下的料酒。

（6）将莴笋丁倒入翻炒。加盐、余下的生抽和蚝油调味即可盛出。

小贴士:可以根据喜好将莴笋、萝卜丁换成其他蔬菜亦可,如黄瓜、土豆等。

4.大麦山药粥

食材:大麦米 200 克,大米 50 克,山药 200 克,红枣,枸杞。

做法:

（1）将大麦米洗净,凉水浸泡 2 小时。

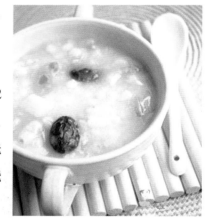

（2）把浸泡好的大麦米和大米洗净后放入锅中,放入足量的水,大火烧开后,转中小火熬 45 分钟。

（3）将山药去皮、清洗、切段。

（4）米粥经过 45 分钟的熬煮后变得黏稠了,加入山药、红枣和枸杞,最后再熬 20 分钟,关火。

小贴士:大麦米提前浸泡,再煮粥的时候大麦米容易烂,也会节省时间。山药削皮时,如果手上皮肤痒痒用白醋水冲洗就会好了。山药放入水中,可以防止山药变黑。

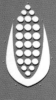

4.营养糙米大麦粥

食材:大麦米 1 小把,糙米 1 小把,胡萝卜,菠菜,盐,牛肉粉,植物油。

做法:

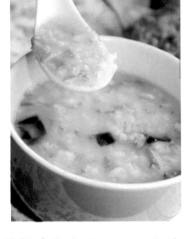

(1)将大麦米、糙米洗净,加油、盐、水提前浸泡 8 小时以上。

(2)将胡萝卜切丝,与浸泡好的米一同入锅,大火烧开后转小火。

(3)熬制浓稠后加入菠菜。

(4)加入牛肉粉调味,盛出。

小贴士:糙米和大麦米不易煮烂,一定要提前浸泡,也可以组合其他米类熬制。加入虾仁或瘦肉,就可以成为一款营养全面的早餐。

第九节　燕　麦

一、简介

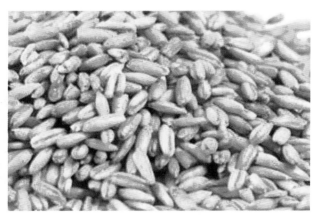

　　燕麦为禾本科植物,称为野麦子,是一种低糖、高营养、高能食品。燕麦性味甘平,能益脾养心、敛汗,有较高的营养价值,可用于体虚自汗、盗汗或肺结核病人的食疗。燕麦富含膳食纤维,能促进肠胃蠕动,利于排便,热量低,升糖指数低,降脂降糖,也是高档补品之一,在贫苦地区是不可缺少的干粮。

　　1997 年美国 **FDA** 认定燕麦为功能性食物,具有降低胆固醇、平稳血糖的功效。燕麦被美国《时代》杂志评选为"全球十大健康食物"之一,位列第五,是唯一上榜的谷类。

二、营养价值

　　据中国医学科学院卫生研究所综合分析,中国裸燕麦含粗蛋白质达 15.6%,脂肪 8.5%,还含有磷、铁、钙等元素,与其他的粮食相比,均名列前茅。燕麦中水溶性膳食纤维分别是小麦和玉米的 4.7 倍和

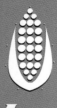

7.7 倍。

燕麦中的 B 族类维生素、叶酸、烟酸、泛酸都比较丰富。燕麦中的维生素 E 含量较高,每 100 克燕麦粉中高达 15 毫克。此外燕麦粉中还含有谷类食粮中均缺少的皂甙(人参的主要成分)。燕麦的氨基酸组成比较全面,人体必需的 8 种氨基酸含量均居首位,尤其是含赖氨酸高达 0.68 克。

三、食用功效

燕麦有降低血压、降低胆固醇、防治大肠癌、防治心脏疾病的医疗价值和保健作用,燕麦片可以改善血液循环,促进伤口愈合,已被古今中外医学界所公认。此外,燕麦还具有益肝和胃、养颜护肤等功效。燕麦还有抗细菌、抗氧化的功效,在春季食用能够提高人体的免疫力,从而抵抗流感。

燕麦除了有天然的保健功能外,还具有很高的美容价值。人们很早就懂得利用燕麦来治疗皮肤干燥以及瘙痒等症。燕麦中含有燕麦蛋白、燕麦肽、燕麦 β 葡聚糖、燕麦油等成分。具有抗氧化、增加肌肤活性、延缓肌肤衰老、美白保湿、减少皱纹色斑、抗过敏等功效。美国、日本、韩国、加拿大、法国等国家称燕麦为"家庭医生""植物黄金""天然美容师"。

燕麦米煮粥的汤汁,可以直接敷在脸上,或者浸泡压缩面膜后敷脸。

蛋白质是燕麦最主要的成分之一,蛋白质经酶解可得到小分子的肽和氨基酸,这一类分子中都含有亲水基团,可以吸收水分或锁住皮肤角质层水分,具有非常好的保湿功效。

燕麦中含有大量的抗氧化成分,这些物质都可以有效地清除自由基,减少自由基对皮肤细胞的伤害,减少皱纹,淡化色斑,保持皮肤的弹性和光泽,使皮肤更加白皙靓丽。

燕麦蒽酰胺,又称燕麦生物碱,是燕麦特有的物质。燕麦蒽酰胺不但有清除自由基抗皱的功效,还能够抗刺激。当紫外线照射对皮肤产生不利作用时,它可以有效去除肤表泛红,对过敏性皮肤具有护理的作用。

燕麦比较常见的食用方法是用燕麦米煮粥,燕麦粉也可做食物,也可以搭配牛奶、什锦做成混合食品、松饼、甜酒和饮料,也常被加入汤、肉麦粥,还可用于制作蛋糕、果冻、啤酒和饮料。燕麦麸可以单独食用,如熬制燕饼、蛋糕和面包,也可以和其他食物一起食用。

四、食用方法

1.芡实燕麦大米粥

食材:燕麦片 110 克,大米 115 克,芡实 45 克,红糖适量。

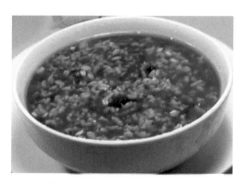

做法:

（1）将芡实泡发,大米洗净。

（2）将淘洗好的大米和芡实下入沸水中煮开,转小火煮 15 分钟后关火,焖 5 分钟。

（3）加入燕麦片,煮 5 分钟。

（4）加入红糖。

小贴士:燕麦可以有效地降低胆固醇,经常食用,对中老年人的心脑血管疾病能起到一定的预防作用;芡实容易消化。该粥是一款既能

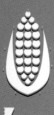

保护血管,又能健脾益胃的佳品。

2.花生燕麦粥

材料:红皮花生米,燕麦,小米,冰糖。

做法:

(1)将花生米、燕麦、小米洗干净,加两碗水煮成粥。

(2)在粥内放入冰糖,焖十分钟即可。

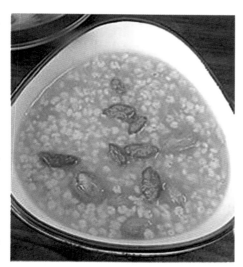

小贴士:粥里也可以加入红枣、桂圆、葡萄干等,出锅前5—10分钟放在粥里即可。

3.奶蕉麦片

材料:燕麦片 50 克,鲜牛奶 300 毫升,香蕉 1 根,枸杞若干粒。

做法:

(1)将牛奶、燕麦片倒入奶锅,开火煮。

(2)沸开后转小火,2—3分钟后加入切片的香蕉、枸杞。

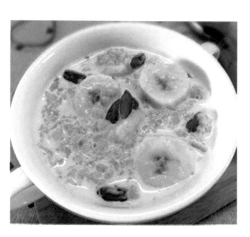

(3)再煮 1—2 分钟,出锅装碗。

小贴士:若用即食燕麦片,加入所有原料,煮 1 分钟就可以了。

4.黑燕麦粥

食材:黑燕麦片2把,牛奶300毫升。

做法:

(1)用大火烧开水,加黑燕麦片。

(2)大火开15分钟转小火,慢慢煲至黏稠(约15—20分钟),中间搅拌数次,小心溢锅。

(3)加入牛奶即可。

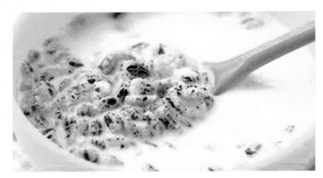

小贴士:煮粥时,可以适当加入大米,出锅时可以适量加入草莓等水果。

5.燕麦条

食材:燕麦片300克,黄油150克,麦芽糖110克,巧克力豆50克,白糖30克,盐2克。

做法:

(1)将黄油、白糖、盐放入锅中,小火加热至黄油融化。

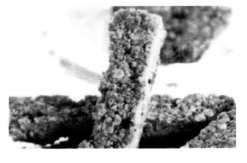

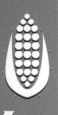

（2）加入麦芽糖加热至起泡泡，关火。

（3）加入燕麦片，搅拌均匀。

（4）加入巧克力豆，搅拌均匀。

（5）在烤盘中薄薄涂一层油，将混合好的燕麦倒入烤盘中，用力压紧。

（6）180度烤30—35分钟。

（7）晾凉后切成小条。

小贴士：如果没有黄油，也可以用橄榄油或色拉油替代。

6.燕麦片布丁

食材：燕麦片70克，鸡蛋2个，豆浆125毫升，糖适量。

做法：

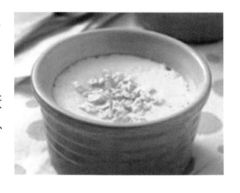

（1）将鸡蛋磕入碗中，打散蛋液，倒入豆浆与鸡蛋混合，加少许糖。

（2）把蛋液过筛，倒入碗中。

（3）将燕麦片轻轻倒入装满蛋奶液的杯中，轻轻搅拌均匀。

（4）将蒸锅用中火煮开后，把杯用保鲜膜盖住，放入蒸锅，中火蒸约15分钟至完全凝固即可。

小贴士：可以适量加入一些淡奶油，口感会更好。最后一步也可在烤箱内完成，烤盘内加入水，温度调至160℃，烤30—40分钟，烤到表面微微焦黄就好。

7.燕麦片曲奇

材料:燕麦片 30 克,低筋粉 150 克,黄油 100 克,糖 60 克,鸡蛋 75 克,蜂蜜。

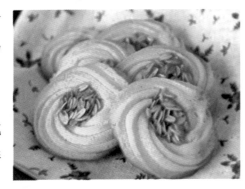

做法:

(1)把 30 克黄油和糖融化成液体,略凉一些倒入蜂蜜搅拌均匀。

(2)倒入燕麦片,混合成馅料备用。

(3)把 70 克黄油室温软化,加糖打发(颜色变浅,体积膨大)。

(4)分几次加入打散的鸡蛋液混合。每次都要混合均匀后才能加入下一次。

(5)筛入低筋面粉。

(6)翻拌均匀。

(7)把面糊装进裱花袋,用曲奇花嘴挤出曲奇形状。

(8)把馅料填入曲奇的中间的空隙里。

(9)烤箱预热 175℃,烤 20 分钟即可。

小贴士:为制作方便,也可以把燕麦片直接混入面糊中烤制。还可以适量加入葡萄干和少量的盐。

8.燕麦高纤饼

食材:燕麦片 80 克,低筋面粉 90 克,植物油 60 克,糖粉 65 克,细砂糖 20 克,小苏打 2 克。

做法:

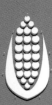

（1）将除植物油外的所有材料混合均匀，加入植物油，混合均匀至无干粉。

（2）烤盘上刷一层薄油，用勺子舀一勺混合好的面糊，铺在烤盘上并用勺子压成后 5 毫米厚的饼状。

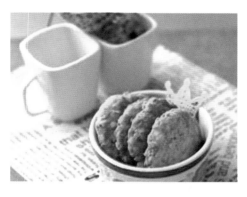

（3）烤箱预热 180℃，设置上下火加热模式，烤箱中层烤 15 分钟。

小贴士：糖粉和细砂糖都不能少，前者有助于定形，后者能使饼干酥松。曲奇造型可以随意，但厚度一定要基本一致，以便烘烤时控制温度。

9.燕麦豆浆

食材：燕麦 20 克，大豆 60 克，糖适量。

做法：

（1）将燕麦、大豆洗净后冷藏浸泡过夜。

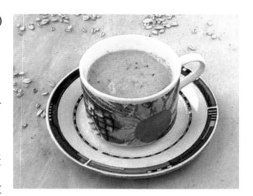

（2）倒掉浸泡的水，将燕麦和大豆倒入豆浆机，水位加至最低刻度线和最高刻度线之间。

（3）启动五谷豆浆功能键，豆浆机自动完成后，加入适量的糖即可饮用。

小贴士：打好的豆浆十分浓稠，不喜欢太浓的可以适当减少燕麦用量。

10.燕麦马芬

食材:即食燕麦片 100 克,鲜奶 100 毫升,低筋面粉 120 克,全蛋 2 个,金砂糖 50 克,沙拉油 120 克,香草精 1 小匙,泡打粉 1 小匙。

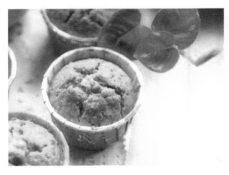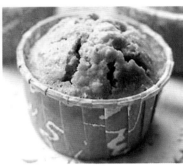

做法:

(1)全蛋加金砂糖用打蛋器搅匀,再加入沙拉油搅拌均匀。

(2)分别加入鲜奶、香草精,搅拌均匀。

(3)低筋面粉和泡打粉过筛,加入前一步的液体中,用刮刀稍微拌合。

(4)加入即食燕麦片轻轻拌匀。

(5)用汤匙将面糊舀入纸杯内约 7 分满。烤箱预热至 185℃,中层上下火烤制约 25 分钟。

小贴士:面糊装入纸杯时不能装太满,以免烤制时溢出。

11.蚝香燕麦茄夹

食材:即食燕麦片,长茄子,猪肉,生粉,鸡蛋,面粉,盐,蚝油。

做法:

(1)将猪肉剁成肉末放进大碗,加入燕麦、生粉。

(2)加入蚝油。

（3）分次加入适量清水,向着同一个方向搅拌至肉馅黏稠。

（4）加入适量盐调味。

（5）把茄子清洗干净,切成茄夹状。

（6）在茄夹中酿进燕麦肉馅。

（7）把鸡蛋磕入面粉中,加适量清水,调成稀糊状,把茄夹蘸上鸡蛋糊。

（8）加热平底锅,刷一层薄油,把茄夹排进去,中小火煎至两面金黄。

（9）加入没过茄夹 1/2 的清水。

（10）淋入适量蚝油,盖上锅盖煮一会。

（11）茄夹翻面,酱汁浓稠即可关火。

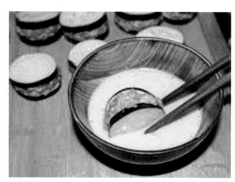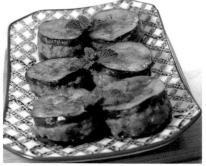

小贴士:在肉馅中加入燕麦片,不但丰富了营养,同时也可以增加肉馅的黏度,燕麦片加热以后会变得黏稠。肉馅搅拌时,一定要沿着同一方向搅拌,有助于肉馅"吃水"。

12.巧克力燕麦球

食材:燕麦片 120 克,高筋面粉 40 克,奶粉 20 克,细砂糖 30 克,鸡蛋 20 克,黄油 40 克,黑巧克力 100 克。

做法：

（1）将黑巧克力切成小块，黄油也切成小块放入碗中。

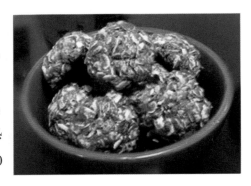

（2）放入微波炉加热 15 秒，拿出搅拌，放回微波炉，继续加热 10 秒，拿出搅拌，再放回加热 10 秒，拿出搅拌均匀加糖待用。

（3）把燕麦片、奶粉、高筋面粉混合，倒入融化的巧克力和黄油中。

（4）用手把所有材料揉匀。揉好的混合物比较干燥和松散，不成团。

（5）将 20 克鸡蛋（打散后）加入散面团中，并搅拌均匀。

（6）用手取少许混合好的面团，用力捏成不易散开的小球。

（7）捏好全部的小球以后，放进预热好 180℃的烤箱中，中层上下火烤制 20 分钟左右。

小贴士：在捏小球的过程中，要保证面团温度不要太低，否则会不易成团。可以把放面团的容器放在热水里以保持温度。

13.彩蔬燕麦饼

材料：即食燕麦片三大勺，鸡蛋一个，胡萝卜半根，芦笋三根，盐，胡椒粉。

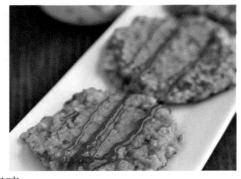

做法：

（1）将胡萝卜去皮切成片、芦笋洗净。锅中水烧开，放入胡萝卜片和芦笋，烫熟后捞出分别切碎。

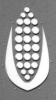

（2）把鸡蛋打散，和切好的胡萝卜、芦笋一起加入到燕麦片中，加少量盐和胡椒粉，搅合拌匀成厚厚的糊状（如果感觉太干，可以加点焯蔬菜的热水）。

（3）平底锅中放油烧热，舀一大勺彩蔬燕麦糊，放入锅中，用勺子轻轻按压成小饼状。

（4）中火煎至两面金黄即可。出锅后用厨房纸巾吸取小饼上多余的油分。

（5）装盘，吃的时候可以淋上自己喜欢的各种酱料，如番茄酱、色拉酱或者甜辣酱等。

小贴士：焯蔬菜的热水不要倒掉，加入鸡蛋后若感觉燕麦糊太干，可以适量添加焯蔬菜的热水。

14.肉糜燕麦海带卷

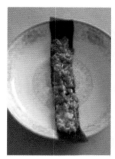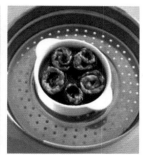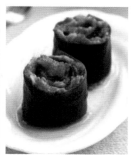

材料：燕麦片少许，鲜海带条10条，猪肉100克，烤肉酱适量。

做法：

（1）把猪肉绞成馅，燕麦片用清水浸泡。将泡软的燕麦片加入肉馅中。

（2）加入适量烤肉酱，搅拌均匀，腌制15分钟左右。

（3）将海带条洗净、展平，铺一层肉馅，头尾留空。

（4）顺着一端卷起，去掉多余馅料。

（5）全部卷好之后，入蒸笼，凉水上锅，大火蒸15分钟。

（6）蒸出的汤汁加入少许生粉，调成薄芡，浇在肉卷上即可。

小贴士:若使用干海带，要提前一天泡发。

15.燕麦小餐包

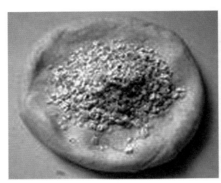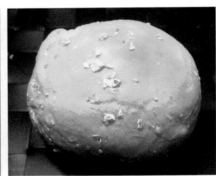

材料:燕麦片,高筋面粉250克,水140克,蛋液15克,奶粉10克,黄油20克,盐1克,酵母3克,糖20克。

做法:

（1）除去黄油以外的所有材料揉成光滑的面团，加软化的黄油揉至扩展阶段。

（2）加入3大勺燕麦片，滚圆面团，覆盖保鲜膜进行发酵，发酵至2.5倍大小。

（3）排气，分割成均匀的九等份，滚圆，用手稍微压扁，刷蛋液，撒上燕麦片。

（4）二次发酵至两倍大小，烤箱预热至180℃，中层上下火烤制约18分钟。

小贴士:面团揉至扩展阶段时，用手指向左右两侧拉开可看到手

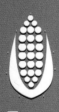

指,不需要揉到拉开后产生大片特别薄的膜。烤制前一定要刷蛋液表面才会金黄哦。

16.火龙燕麦牛肉粒

材料:泡软的燕麦片少许,牛肉200克,火龙果1个,小红辣椒2个,绿皮尖椒1个,葱1根,蚝油1/2茶匙,生抽1/2茶匙,盐1/2茶匙,黑胡椒少许,鸡精少许。

做法:

(1)将牛肉切丁,加入少许盐、黑胡椒和色拉油,拌匀后腌制10分钟。把尖椒切块。

(2)把火龙果纵向对切成两半,果肉挖出切小块。

(3)把小红辣椒切碎,葱切段。

(4)锅烧热倒入油,油温烧至八成热时,放入腌制好的牛肉粒滑炒,变色后盛出。

(5)另起锅倒入油,待油六成热时,加入红辣椒碎和葱花爆香。

(6)香味溢出后,加入牛肉粒,翻炒至变色时,加入尖椒、少许蚝油、生抽和盐,继续翻炒1分钟。

(7)加入火龙果,迅速翻炒均匀。

(8)加入泡软的燕麦片。

(9)加入少许鸡精,翻炒均匀即可。

第十节　荞　麦

一、简介

荞麦又名三角麦、乌麦、花荞,主要分为甜荞和苦荞。荞麦在我国种植的历史悠久,公元前五世纪的《神农书》中就有荞麦是当时栽培的八谷之一的记载。除我国外,苏联、尼泊尔、朝鲜及美洲和欧洲某些地区,人们也喜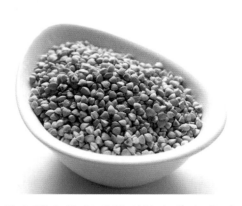欢食用荞麦。荞麦米,就是将荞麦果实脱去外壳后得到的含种皮或不含种皮的籽粒。荞麦性甘味凉,有开胃宽肠、下气消积,治绞肠痧、肠胃积滞、慢性泄泻的功效。同时,荞麦还可以做面条、饸饹、凉粉等食品。

二、营养价值

荞麦米营养成分丰富,荞麦米中含粗蛋白质 9.7%—10.9%,粗脂肪 1.5%—3.4%,碳水化合物 70% 左右,粗纤维 0.6%—1.4%,粗灰分 1.8%—3.1%,每 100 克中含钙约 15 毫克、磷 180 毫克、铁 1.2 毫克、硫胺素 0.38 毫克、核黄素 0.22 毫克、烟酸 4.1 毫克。

荞麦米中的蛋白质主要是球蛋白,谷蛋白含量很低。荞麦米所含的必需氨基酸中的赖氨酸含量高而蛋氨酸的含量低,氨基酸模式可以与主要的谷物(如小麦、大米、玉米的赖氨酸含量较低)互补。

荞麦的碳水化合物主要是淀粉,其颗粒较细小,所以和其他谷类

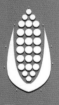

相比,具有容易煮熟容易加工的特点。荞麦米含有丰富的膳食纤维,其含量是一般精制大米的 10 倍;荞麦米中的铁、锰、锌等微量元素也比一般谷物丰富,具有很好的营养保健作用。

三、食用功效

中医认为,荞麦性味甘平,具有健脾益气、开胃宽肠、消食化滞的功效。荞麦米中含有丰富的维生素 E 和可溶性膳食纤维,同时还含有烟酸和芦丁(芸香甙),芦丁有降低人体血脂和胆固醇、软化血管、保护视力和预防心脑血管疾病的作用。烟酸成分能够促进机体的新陈代谢,增强机体解毒能力,另外还具有扩张小血管和降低血液胆固醇的作用。

荞麦米中丰富的镁能促进人体纤维蛋白溶解,使血管扩张,抑制凝血块的形成,具有抗栓塞的作用,也有利于降低血清胆固醇。荞麦米中的黄酮成分还具有抗菌、消炎、止咳平喘、祛痰的作用。因此,荞麦有"消炎粮食"的美誉。

荞麦一次不可食用太多,否则易造成消化不良。脾胃虚寒、消化功能不佳、经常腹泻的人不宜食用。

四、食用方法

1.五彩荞麦凉面

食材:荞麦面,鸡蛋,牛肉,辣椒,青瓜,胡萝卜,生抽,盐,糖。

做法:

(1)鸡蛋中加一点生粉煎成薄饼,再切丝。

(2)将胡萝卜、青瓜、辣椒切丝之后,稍微用热水烫一下。

（3）牛肉中加生抽、盐、糖，调味切碎，再炒好，待用。

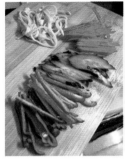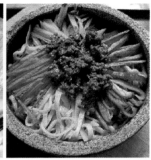

（4）荞麦面煮好，用冰镇一下。

（5）摆盘。

小贴士：若要自制荞麦面，可以根据喜好加入一些面粉、豆面等，做成美味的杂粮面。

2.南瓜燕麦荞麦葡萄干杂粮饼

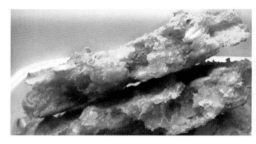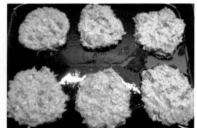

食材：荞麦粉，南瓜，燕麦，葡萄干，蜂蜜。

做法：

（1）将南瓜切皮，去瓤，蒸熟，拿出来捣成糊。

（2）将一小碗燕麦加入南瓜糊中，搅拌均匀。

（3）再加入一大把葡萄干，加两匙荞麦粉和适量蜂蜜。

（4）烤盘抹上一层薄油，舀一勺南瓜、燕麦、荞麦、葡萄干糊糊，摊成小圆饼形状，烤箱预热至180℃，中层上下火烤制20分钟。

小贴士：燕麦可以提前浸泡2小时左右，或者也可以使用燕麦片。

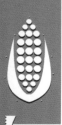

吃出营养 吃出健康——粗粮的科学吃味

3.荞麦戚风蛋糕

食材:荞麦粉 70 克,蛋白 4 个,白醋几滴,细砂糖 50 克,蛋黄 3 个,水 50 毫升,油 50 毫升。

做法:

(1)把鸡蛋的蛋白、蛋黄分开。

(2)蛋黄里加入油、水,用打蛋器打至浓稠。

(3)将荞麦粉过筛,过筛后加入蛋黄液中,搅拌均匀。

(4)将蛋白打成泡泡,加入几滴白醋,分次加入糖打发。

(5)将 1/3 蛋白加入到蛋黄糊中,用橡皮刮刀从底部捞起,拌匀后全部倒入蛋白的盆中,搅拌均匀。

(6)倒入模具中,在桌面上震几下,震去大个的气泡。

(7)烤箱预热至 180℃,中层上下火烤制 30 分钟。

小贴士:蛋糕选用的油必须是无味的,否则蛋糕味道会怪异。

4.荞麦菜卷

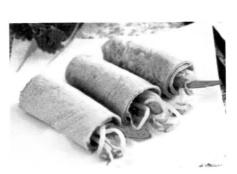

材料:荞麦面 600 克,鸡蛋 6 个,土豆丝 100 克,青红椒丝 50 克,干辣椒,蒜片,葱花,盐,鸡精,色拉油,白醋。

做法:

(1)将荞麦面里加水、鸡蛋、盐搅拌成糊。

(2)在平底锅中加少许油,烧热,用勺将荞麦面糊摇入平底锅中,用刮板抹平,烙黄一面后翻烙另一面,烙熟即成荞麦饼。

（3）另取一锅,加色拉油,烧热,放入一半的干辣椒、蒜片、葱花炒出香味后,加入土豆丝、青红椒丝,翻炒至八成熟,加入盐、味精、白醋,再翻炒几下。

（4）将烙好的荞麦饼切成10厘米左右的正方形,卷入炒好的土豆丝装盘即可。

小贴士:卷饼中的蔬菜可以根据自己的喜好进行调整,若加入爽口的酸菜,则成为一款开胃杂粮卷饼了。

5.西葫芦鲜肉荞麦合子

食材:荞麦粉200克,西葫芦1个,鲜猪肉半斤,食盐适量,香油少许。

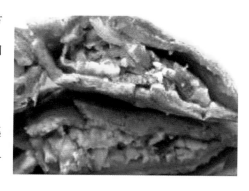

做法:

（1）将西葫芦切丝,洒上一匙食盐,拌匀,腌30分钟,腌出水分后,把水分挤干,备用。

（2）把猪肉剁成肉馅,加入西葫芦丝里,再倒少许香油,顺着一个方向搅匀。

（3）把荞麦粉用开水和成面,揉成团后,分成若干个大小相同的小面团,压扁,擀成薄皮。

（4）把拌好的西葫芦鲜肉馅料取适量,摊在荞麦面皮上,然后对折,合拢,做成合子的形状。

（5）在平底煎锅中倒少许花生油,放入做好的合子,用中火煎至两面金黄即可。

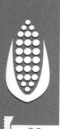

小贴士:荞麦合子做出的颜色不如纯面粉合子漂亮,为吸引孩子去食用,可以适当加入面粉。

6.荞麦面扒糕

食材:荞麦面,面粉,蒜茸,辣椒酱,盐,醋,生抽,葱,黄瓜。

做法:

(1)将荞麦面粉和面粉混匀,加水搅拌成稠面糊。

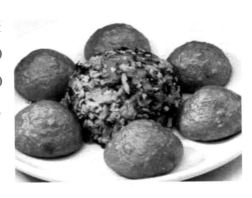

(2)盛在大碗中。

(3)锅中水烧开,用中火蒸20分钟,蒸好后取出晾凉。

(4)把荞面团切成条或是任何自己喜欢的形状,装盘。

(5)加入黄瓜丝及辣椒酱、盐、醋、生抽、葱调味。

小贴士:面糊不宜太稀,否则会不易成型。

7.荞麦窝头夹外婆菜

食材:中筋面粉200克,荞麦粉200克,干酵母4克,温水220毫升,萝卜干100克,咸酸菜100克,肉末100克,干红辣椒10克,生抽,姜,鸡精。

荞麦窝窝头的做法:

(1)将面粉与荞麦粉拌匀。

(2)加入用温水溶解的酵母,再添加适量温水,将面团揉光滑。

(3)盖上保鲜膜,醒发45分钟左右。

（4）将醒发好的面团切成若干均匀剂子，揉成圆形。

（5）用大拇指顶住面团的中间转圈，转成窝头状。

（6）将窝头放入蒸笼，窝头之间留有距离摆好，二次发酵15分钟左右，蒸笼放沸水锅上蒸15分钟即可。

外婆菜的做法：

（1）将萝卜干、咸酸菜切成丁，肉剁成碎末，干辣椒切碎，姜、葱切末。

（2）在炒锅里倒入适量油，烧热后加入葱、姜末、干辣椒爆香。

（3）加入肉末翻炒至变色。

（4）加入萝卜干、咸酸菜翻炒。

（5）加入少量水，翻炒至水分快干时，加入生抽、鸡精调味。将外婆菜装入碗中，压实后倒扣入盘中，摆上蒸好的窝头即可。

小贴士：面团醒发时，若喜欢松软的窝头，可以延长醒发时间，使面团充分发酵；若喜欢硬实的窝头，第一次醒发时间可以缩短。

8.荞麦面猫耳朵

食材：面粉150克，荞麦粉150克，冷水。

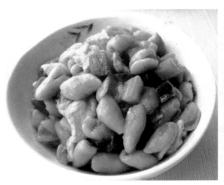
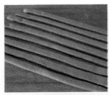
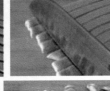
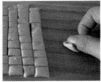
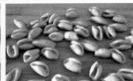

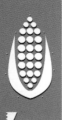

做法:

(1)将面粉、荞麦粉放在和面盆中,用筷子搅拌均匀。

(2)分次往面粉里加入适量冷水,搅拌均匀,形成雪花状的面絮。揉成光滑的面团,用保鲜膜盖住,静置20分钟。

(3)将面团放在案板上,再反复揉几次,使面团表面更光滑均匀。

(4)揉好的面团用手按压成圆饼状,用擀面杖擀制。

(5)把圆饼状面团擀成厚度约6毫米的大薄圆片或长方形片。

(6)在面片上撒少量干面粉并铺匀,用刀沿着面片的边缘切出6毫米厚的长条。

(7)将面条稍微分开些,以防止粘连。

(8)把面条切成大小均等的面丁。

(9)取一个切好的面丁放在案板中央。用右手的大拇指压在面丁的对角线位置,把右手的大拇指用力向下压一下,并快速向前搓动面丁,让面丁打卷。

(10)形状犹如猫的耳朵的面丁就出现了,顾名思义"猫耳朵"。

(11)煮熟猫耳朵,用漏勺控水捞出。

(12)煮好的猫耳朵可以搭配各种酱料,做成汤食,也可以炒着吃。

小贴士:猫耳朵制作可以用荞面、小麦面,也可用豆面、莜面、高粱面等原料,配以各种不同的荤素浇头、蔬菜和小料,做成风味各异的猫耳朵。山西猫耳朵制作手艺被授予国家级非物质文化遗产,是中国饮食文化的一颗明珠。

9.荞麦大蒸饺

食材:荞麦粉300克,面粉100克,红萝卜两个,盐,生抽,蚝油,胡椒粉。

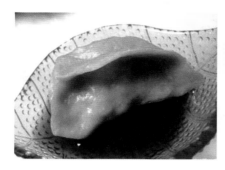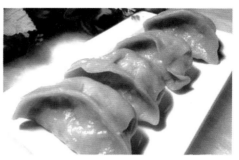

做法：

（1）将荞麦面和面粉混匀，边加水边搅拌，和成光滑面团。

（2）将红萝卜洗净，擦成细丝，用开水烫一下。剁碎萝卜丝，放入适量的葱花和虾皮。

（3）在热锅中放入油，烧热放入馅料里搅拌一下。放入一些蚝油，放入适量盐。

（4）面团切成均匀的剂子，擀成包子皮。

（5）包好的蒸饺放入蒸屉，大火蒸 15 分钟。

小贴士：温水和面，面团会更加柔和。可以根据自己的喜好改变荞麦面和面粉的比例。

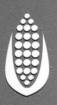

第二章 豆类

第一节 大 豆

一、简介

大豆也称黄豆,是中国重要粮食作物之一,已有五千年栽培历史。在我国,有"金豆、银豆不如大豆"的俗语。大豆古称菽,我国东北为主产区,是一种含有丰

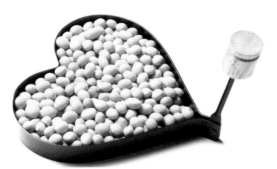

富植物蛋白质的作物,素有"豆中之王"的美誉。大豆常用来做各种豆制品及榨取豆油、酿造酱油和提取蛋白质等。民间一向以谷豆混食,是因为谷类中赖氨酸不足,而大豆中缺乏蛋氨酸,两者结合食用,可以起到蛋白质互补的功效。

二、营养价值

大豆营养价值很高,含丰富的蛋白质、不饱和脂肪酸、纤维质、矿物质以及维生素。大豆中所含人体必需的氨基酸较全,特别是富含赖氨酸,具有很多有益的生理功能。

自古以来，我国就有关于大豆食疗功能的记载，《神农本草经》说："生大豆，味甘平、无毒，除痈肿、止痛，有利湿、清暑、通脉之功效，初秋食用正可以用于去除暑湿，有疏淤理气之效，主治胃中积热、水胀肿痛、小便不利等症。亦有补脾益气、清热解毒之功效。"《食疗本草》中记载其具有"益气润肌肤"的功能。《本草汇言》曰："煮汁饮，能润脾燥，故消积痢。"《日用本草》中描写其具有"宽中下气，利大肠，消水胀，治肿毒"的功效。《本经逢原》记载："误食毒物，黄大豆生捣研水灌吐，诸菌毒不得吐者，浓煎汁饮之，又试内痈及臭毒腹痛，并与生大豆嚼，甜而不恶心者，为上部有痈脓及臭毒发瘀之真候。"《延寿书》说："……久痢，白豆腐醋煎食之即愈。杖青肿，豆腐切片贴之，频易。"《贵州民间方药集》描写，大豆"用于催乳；研成末外敷，可止刀伤出血，及拔疔毒"。大豆经发酵加工后的淡豆豉，苦、辛、凉，可以解表，除烦，宣发郁热，用于治疗感冒、寒热头痛、烦躁胸闷、虚烦不眠之症。

三、食用功效

　　现代研究发现，大豆中含蛋白质 35%—40%，是粮谷的 3—5 倍，也高于牛肉的含量，氨基酸的组成和比例较适合人体需要，与牛奶、鸡蛋相近，而且富含赖氨酸，但蛋氨酸含量较低，是与粮谷蛋白质互补的理想食物。大豆蛋白质的氨基酸组成与动物性蛋白质近似，是优质的完全蛋白质。面粉中掺入 5% 的大豆粉，可使这种混合面粉的蛋白质含量提高 19%。

　　大豆脂肪也具有很高的营养价值，大豆含有很多不饱和脂肪酸，容易被人体消化吸收，且大豆脂肪可以阻止胆固醇的吸收，所以大豆对于动脉硬化患者来说，是一种理想的营养品。

　　豆渣中的膳食纤维对促进消化和肠道蠕动有重要作用，可以加快

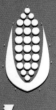

吃出营养 吃出健康——粗粮的科学吃味

排便,可以防止便秘并降低肠癌的风险。膳食纤维具有明显的降低血浆胆固醇、调节胃肠及胰岛素水平等功能。

大豆含有一定量的 B 族维生素,其含量比粮谷类多数倍,大豆中没有维生素 C,但却含有一定量的胡萝卜素和维生素 E。将大豆泡发成豆芽时,会产生较多的维生素 C。

大豆含有丰富的钙、磷、铁、钾、镁等矿物质,每 100 克大豆中,含有钾 1660 毫克、磷 532 毫克、钙 426 毫克、镁 180 毫克、铁 11 毫克、锌 5.07 毫克、钠 4.8 毫克、锰 2.37 毫克、铜 1.14 毫克、硒 4.22 微克。

大豆中含有的植物雌激素(羟基异黄酮及木脂素)具有抗氧化的功效。动物实验证实,高植物雌激素饮食可以显著降低脂质过氧化物的形成,可以保护血管内皮细胞,使其不被氧化破坏,因此,对于糖尿病及高血压患者,每天食用适量豆制品可以有效地减轻血管系统的破坏,延缓病情发展,减少并发症的发生。

研究发现,多食豆制品可以显著减少绝经后综合征的发生率。大豆含钙丰富,多食大豆,绝经后的骨质疏松症及由此引发的骨折发生率也可以降低。

大豆营养丰富且具有很多有益的生理功能,因此,大豆是我国膳食指南中规定的中国居民每天都该摄入的食物之一。

大豆是日常理想的食用豆类。大豆及其制品如豆浆、豆腐、豆腐脑等对心血管有特殊的作用,秋季经常食用,可以有效降低血清胆固醇,具有帮助修复动脉血管壁的功效。大豆含钙丰富,尤其适合老人、儿童秋季补钙之需,对预防小儿佝偻病及老年人缺钙很有效。大豆中铁含量不仅多,而且易被人体吸收,很适合正在生长发育的儿童及缺铁性贫血患者食用。

四、食用方法

大豆可以加工豆腐、豆浆、腐竹等豆制品,还可以提炼大豆异黄酮。其中,发酵豆制品包括腐乳、臭豆腐、豆瓣酱、酱油、豆豉、纳豆等。而非发酵豆制品包括水豆腐、干豆腐(百页)、豆芽、卤制豆制品、油炸豆制品、熏制豆制品、炸卤豆制品、冷冻豆制品、干燥豆制品等。另外,豆粉则是代替肉类的高蛋白食物,可制成多种食品,包括婴儿食品。

1.大豆炖猪蹄

食材:猪蹄 600 克,大豆 100 克,冰糖 10 克,盐、生抽、姜、八角、桂皮、干辣椒、料酒、植物油、葱白、香叶。

做法:

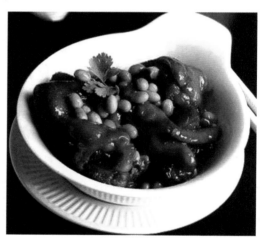

(1)将猪蹄洗净,猪毛刨刮干净,剁成 3 厘米宽的块状,用清水泡至少 2 小时以上,中途换水 1—2 次。

(2)把大豆提前浸泡半天。

(3)把葱切段,姜切片。

(4)锅中加冷水,放入洗净的猪蹄,加入葱段和姜片。焯水 2—3 分后冲洗干净,沥干水分,备用。

(5)锅内加植物油,待油热时放入生姜片、葱段、八角、桂皮、干辣椒和香叶炒香。

(6)放入猪蹄爆炒至微黄,加生抽、料酒和冰糖翻炒均匀至上色。

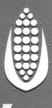

（7）再加入水没过猪蹄，大火烧开后转小火，盖上锅盖，炖40分钟。

（8）加入盐和泡发的大豆继续炖40分钟即可。

小贴士：猪蹄炖大豆是一道食补汤品，具有美容养颜抗衰老的功效，特别适合爱美的女士们食用。

2.蚝油大豆

食材：大豆200克，蚝油，糖，盐。

做法：

（1）把大豆冷藏浸泡过夜。

（2）完全沥干水分，把大豆转入电饭煲，加入一汤匙糖，少量盐，一大汤匙蚝油。

（3）加适量水，用煮饭功能将大豆煮熟。

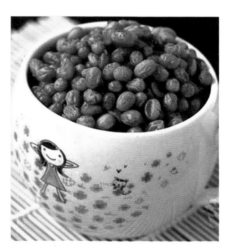

（4）将煮熟的大豆倒入烤盘，铺平。

（5）烤箱设置到180℃，中层上下火烘烤20分钟，中途要翻下大豆。

小贴士：煮大豆的时候，一定要把水煮干，才能把加入的糖、蚝油、盐吸收。如果喜欢硬一点的口感，可以增加烤的时间。

3.大豆豆浆

食材：大豆100克。

做法：

（1）把大豆冷藏浸泡过夜。

（2）加清水 1200 毫升放到豆浆机中。

（3）启动煮豆浆功能即可。

（4）饮用时加少量砂糖。

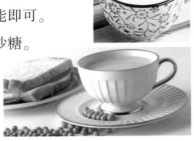
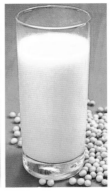

小贴士：可以组合其他豆类，做成混合豆浆。

4.大豆海带排骨汤

食材：大豆，海带，猪排骨，姜片，盐。

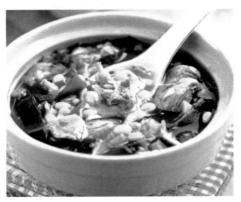

做法：

（1）将大豆洗净冷藏浸泡过夜。

（2）将海带泡发后洗净，切小段。

（3）将猪排骨洗净，焯去血水。

（4）把猪排骨和姜片一同放入汤锅中，大火烧开，去除表面浮沫至汤水清澈。

（5）加入大豆，转小火炖 1 小时左右到肉离骨、汤乳白。

（6）加入海带煮 15 分钟。

（7）加盐调味。

小贴士：排骨也可以换成大骨，还可以加适量的藕。海带性寒，故脾胃虚寒者不宜食用。也可把海带换成娃娃菜等，做成不同口味的滋补汤。

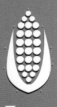

5.西芹大豆

食材:大豆，西芹，盐，鸡精。

做法:

（1）将大豆用清水浸泡半天,锅中加水没过大豆。用大火烧开,改小火煮 20 分钟关火捞出。

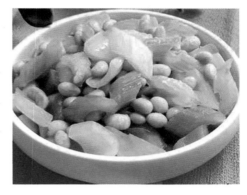

（2）把西芹切块备用。

（3）将炒锅烧热放油,放入西芹翻炒片刻,放入大豆翻炒断生。

（4）加入盐、鸡精拌匀即可。

小贴士:炒制时间不宜过长,否则会使西芹的营养损失掉且色泽变暗。

6.酸辣大豆

食材:大豆 300 克,洋葱 1 个,大蒜,盐,米醋,白糖,大蒜,甜油。

做法:

（1）把干大豆洗净,浸泡,浸泡过程中要更换两次清水。

（2）将泡好的大豆煮熟,煮至口感面沙为宜。

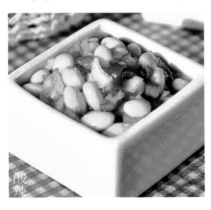

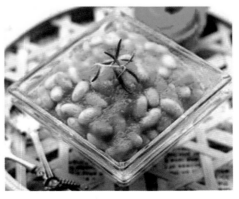

（3）将洋葱切丁，小尖椒、大蒜切碎待用。

（4）把切好的小尖椒丁、洋葱和蒜混合在碗内，加适量的米醋、盐、白糖、甜油拌匀后倒入大豆中。

（5）将全部材料拌均匀即可。

小贴士：可以根据自己的喜好，将酸辣汁换成烧烤酱、辣椒酱、番茄酱，做成别有风味的大豆。

7.大豆炖鱼

食材：鲫鱼 3 条，大豆 100 克，植物油，盐，老抽，生抽，料酒，白砂糖，姜丝，葱，花椒，红尖椒。

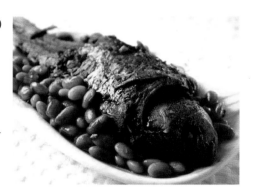

做法：

（1）把大豆提前泡 3—4 个小时。

（2）将鱼宰杀后去鳞洗净，并洗净鱼肚子里的黑膜。

（3）用厨房纸巾吸干鱼表面的水分。

（4）将锅烧热，加植物油，放入姜丝，放入鱼煎制，煎至鱼可晃动，翻至另一面继续煎，两面金黄后，放入没过鱼的水，加适量料酒、切开的红辣椒 2—3 个和几颗花椒，加少许老抽和适量生抽。

（5）滴几滴醋，大火烧开，加适量盐和糖，加入浸泡好的大豆。

（6）大火烧开后改小火 30 分钟，煮至大豆软烂，中途翻动 1 次。

（7）收干汤汁，加少许葱末。

小贴士：热锅凉油煎鱼比较完整好看。鲫鱼选择中等大小即可。鲫鱼和大豆一起食用，有养肝补血、泽肤养发、补虚开胃之功效，是适

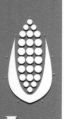

吃出营养 吃出健康——粗粮的科学吃法

宜虚弱者的补益食品。这道菜含有丰富的蛋白质,也非常适合儿童食用。

8.金针大豆煲鸡脚

食材:大豆 50 克,金针菜 20 克,鸡脚 6 只,猪瘦肉 200 克,红枣 6 个,生姜 3 片。

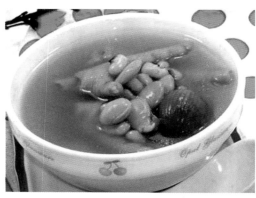

做法:

(1)将大豆洗净,浸泡 1 小时。

(2)除去金针菜底部硬的部分,用清水浸泡 30 分钟,开水煮 5 分钟,洗净挤干水分。

(3)将红枣洗净去核备用。

(4)将鸡脚去甲,用少许食盐搓擦,洗净。

(5)将猪瘦肉洗净,切大块,然后与生姜一起放进汤锅内,加入鸡脚、大豆和金针菜。

(6)加入适量清水,大火沸腾后,改为中小火煲约 1.5 小时。

(7)调入适量食盐和生油便可食用。

小贴士:金针菜虽好,但不宜鲜食,因为鲜金针菜中含有秋水仙碱素,炒食后能在体内被氧化,产生"秋水仙碱",是一种毒性物质,所以宜选择金针菜的干制品来食用。金针菜与大豆一起食用,既能补充蛋白质,又具有健脑功能。

9.大豆水豆豉

食材:大豆2.5斤,自制剁椒2斤,嫩姜1斤,盐适量。

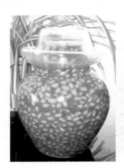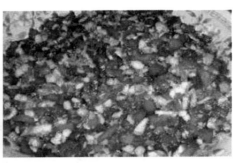

做法:

(1)将大豆洗净浸泡过夜。

(2)将大豆煮熟,放保鲜盒里,加50克左右的盐调匀。

(3)大豆温度降到手温时,放在合适的容器中,盖上盖,再用塑料袋包一下,在温暖的地方发酵3天左右,发酵好的豆子外表会有黏液。

(4)将嫩姜剁成姜末,没有嫩姜的话使用老姜也可。

(5)把发酵好的大豆加入盐、自制剁椒、姜末,用大豆水拌匀,如果水少,可以适当加些纯净水或凉开水。

(6)将水豆豉装入玻璃坛子中保存,坛口用保鲜膜封一下,再盖上盖子。

(7)做好的豆豉,放半天入味后就可以吃了。

小贴士:发酵时若气温不高,可以一次少发酵一些,可在酸奶机中发酵。在制作的过程中,所有材料和容器都不能沾上油或生水。

备注:自制剁椒的做法

食材:青辣椒,红菜椒,蒜,盐,白糖,味精,醋。

做法:

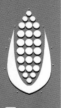

（1）较嫩的青辣椒不去籽，红菜椒去籽，蒜1头，一起剁碎。

（2）加入盐、白糖、味精和少量的醋拌匀后装到洗净并控干水的瓶子里，储存于冰箱中即可。

10.大豆饼

食材：大豆面 200 克，面粉 200 克，小苏打 3 克，白糖 100 克，水 2 杯，食用油 20 克。

做法：

（1）将大豆面、面粉、小苏打、白糖混合均匀。

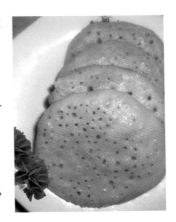

（2）加入温水，混合成糊状，醒 20 分钟。

（3）将电饼铛刷上油，用勺子倒进面糊，烙熟，装盘即可。

小贴士：面糊中两种面粉的比例可以自由调配，也可以在面糊中加入小的蔬菜丁和坚果碎。

11.大豆焖鸡翅

食材：大豆 100 克，鸡翅 10 个，蒜 2 粒，葱 1 根，蚝油 1 茶匙，姜 2 片，生抽 2 茶匙，玉米淀粉 1/2 茶匙，盐适量。

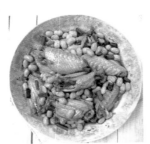
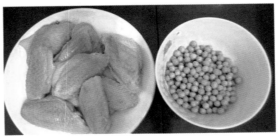

做法：

（1）将大豆洗净浸泡 5 小时。

（2）把姜切片、蒜粒剁碎、葱切粒。

（3）把鸡翅用叉扎几个小洞，用蚝油、生抽、玉米淀粉、盐、花生油调味，腌制 1 小时。

（4）把腌制好的鸡翅、浸泡好的大豆放进锅内，再放上葱、姜、蒜蓉。

（5）加上 200 毫升清水，盖上锅盖。

（6）选择鸡/鸭功能键，开始焖鸡翅。

（7）焖 25 分钟，打开锅盖，按收汁键，开始收汁。收汁完后，加少许葱提鲜即可。

小贴士：把鸡翅叉扎几个小洞，或划几刀，使其更容易入味。也可以加适量香菇或藕，使营养搭配更合理。

12.番茄大豆

食材：番茄 1 个，大豆 100 克，番茄酱 80 克，盐适量，糖 5 克。

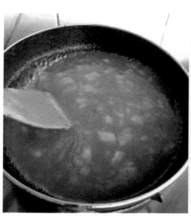
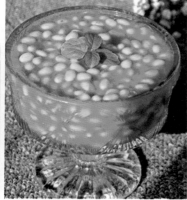

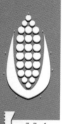

做法：

（1）把大豆洗净，浸泡过夜。

（2）西红柿用开水烫一下，剥皮，切丁。

（3）把炒锅加热，放入番茄翻炒片刻，加入番茄酱继续翻炒至出汤汁。

（4）加入适量清水，煮5分钟。

（5）倒入泡发的大豆。大火煮开小火炖煮1个小时。

（6）加盐、糖调味，收汁即可。

小贴士：早餐中番茄大豆搭配面包和炒鸡蛋一起食用，使早餐营养更全面、丰富。这道菜的酸甜口味，非常受小朋友的欢迎。

13.大豆文蛤豆腐汤

食材：大豆30克，文蛤300克，豆腐200克，油、盐、姜、白胡椒粉适量。

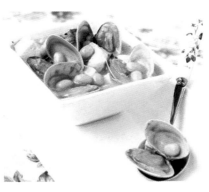

做法：

（1）将大豆洗净，浸泡过夜，煮熟。

（2）把豆腐切成小块。

（3）在锅中倒入油，烧至七成热时，放入姜片爆香，倒入文蛤，炒至开壳。

（4）加适量清水，开锅后加入煮好的大豆、豆腐，调入适量盐和白胡椒粉，再煮3分钟，出锅即可。

小贴士：鲜活文蛤放入清水中，加入盐浸泡3小时，有助于文蛤体内的泥沙被排出。

第二节　绿　豆

一、简介

绿豆属于豆科,因其颜色青绿而得名青小豆,又称菉豆、植豆等,在中国已有两千余年的栽培史。绿豆具有清热解毒的功效,因此,绿豆汤是我国家庭传统的常备清暑饮料,其清暑开胃,老少皆宜。在我国,有很多传统绿豆美食,包括绿豆糕、绿豆酒、绿豆饼、绿豆沙、绿豆粉皮等。

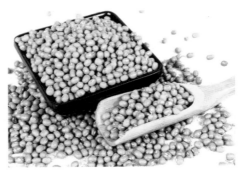

二、营养价值

绿豆营养丰富,每 100 克绿豆中含有蛋白质 23.8 克、碳水化合物 58.8 克、脂肪 0.5 克、钙 80 毫克、磷 360 毫克、铁 6.8 毫克。此外还含有胡萝卜素,维生素 B_1、B_2,维生素 E,烟酸及多种矿物质元素。绿豆中的蛋白质主要为球蛋白,还含有蛋氨酸、色氨酸、酪氨酸等多种氨基酸。绿豆中所含磷脂包括磷脂酰胆碱、磷脂酰肌醇、磷脂酰乙醇胺、磷脂酰甘油,磷脂酰丝氨酸等。

三、食用功效

绿豆有很高的营养价值。明代医学家李时珍在《本草纲目》中称绿豆为"真济世之良谷也",用绿豆煮食,可消肿下气、清热解毒、消暑解渴、调和五脏、安精神、补元气、滋润皮肤;绿豆粉解诸毒、治疮肿、疗

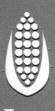

吃出营养 吃出健康——粗粮的科学吃法

烫伤;绿豆皮解热毒,绿豆芽可解毒。《开宝本草》说:"绿豆,甘,寒,无毒。入心、胃经。主丹毒烦热,风疹,热气奔豚,生研绞汁服。亦煮食,消肿下气,压热解毒。"《随息居饮食谱》说:"绿豆甘凉,煮食清胆养胃,解暑止渴,利小便,已泻痢。"

绿豆性味甘寒,入心、胃经,具有清热解毒、止渴利尿、消肿止痒、收敛生肌、明目退翳、消暑利尿之功效。绿豆还具有降血脂、降胆固醇、抗过敏、抗菌、抗肿瘤、增强食欲、保肝护肾的作用。

绿豆中含有一种球蛋白和多糖,能促进动物体内胆固醇在肝脏分解成胆酸,加速胆汁中胆盐分泌和降低小肠对胆固醇的吸收。绿豆还具有抗过敏作用,可以辅助治疗荨麻疹等过敏反应。绿豆中的黄酮类化合物、植物甾醇等生物活性物质也有一定程度的抑菌抗病毒作用,绿豆对葡萄球菌还有抑制作用。绿豆中所含蛋白质、磷脂均有兴奋神经、增进食欲的功能。绿豆所含有的多种生物活性物质,如香豆素、生物碱、植物甾醇、皂甙等,可以增强机体免疫力。

绿豆性寒凉,体阳虚、脾胃虚寒、泄泻者慎食。另外,正在服用药物者忌食用绿豆,孩子也不宜喝大量的绿豆汤。

四、食用方法

1.自制绿豆沙

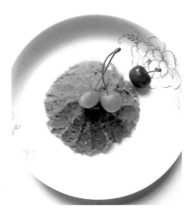

食材:绿豆 250 克,食用油 100 克,白糖 200 克,熟面粉 15 克。

做法:

(1)将绿豆洗净,提前用清水浸泡。

(2)在绿豆中加入适量水,放入压力

锅中煮至软烂。

（3）把煮烂的绿豆倒入料理机里，搅拌成绿豆泥。

（4）把搅拌好的绿豆泥转入锅中，开火，加适量白糖。搅拌均匀煮至白糖溶化。

（5）分3次加入食用油，每一次加入后都要翻炒至油和绿豆泥完全融合。

（6）再炒片刻，待绿豆沙能成团的时候加入熟面粉。

（7）炒至绿豆沙不粘锅，而且抱成团即可装入面盆里晾凉。

小贴士：绿豆煮制时水量没过绿豆2厘米左右即可。绿豆沙是一款百搭的烘焙馅料。

2.绿豆糕

食材：去皮绿豆800克，奶油60克，奶粉50克，糖霜100克，花生油60克，水适量。

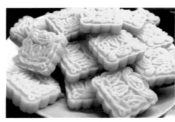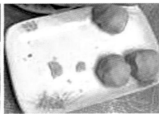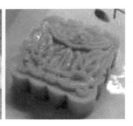

做法：

（1）将绿豆洗净，放入冷水锅中，大火煮熟。

（2）把煮熟的绿豆沥干水分晾凉备用。

（3）将绿豆用搅拌机搅成绿豆泥，然后用纱布尽量挤出绿豆泥中的水分。

（4）将平底锅烧热，分3次加入花生油，待油温升高后，中火炒绿

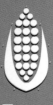

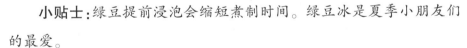

豆泥,每次待花生油被绿豆泥吸收以后,再次加入花生油。

(5)加入奶粉、奶油、糖霜继续炒。期间要用铲子不停地翻炒,直到把绿豆泥炒成较松散的绿豆沙。

(6)将绿豆沙分成 35 克一个的小球,然后用月饼模具直接扣出一个个漂亮的绿豆糕。

小贴士:绿豆糕一定要用去皮的绿豆。可以加一些蔓越莓、葡萄干作为馅料也不错。吃不完的用保鲜膜封好放入冰箱冷藏,可以保存 4—5 天。甜甜的绿豆糕是春季食疗去火必备小吃。

3.绿豆冰

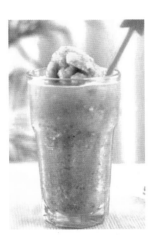

食材:绿豆 80 克,炼乳适量,蜂蜜适量,碎冰块适量。

做法:

(1)将绿豆洗净,冷藏浸泡过夜。

(2)将泡好的绿豆煮至熟烂。

(3)冷却后放置冰箱冷藏 2 小时。与冰块一起加入料理机,打碎。

(4)加入适量炼乳和蜂蜜。

小贴士:绿豆提前浸泡会缩短煮制时间。绿豆冰是夏季小朋友们的最爱。

4.绿豆浆

食材:绿豆 80 克,砂糖 20 克。

做法:

(1)将绿豆洗净,浸泡至发软,捞出。

（2）将泡好的绿豆倒入豆浆机中，加适量清水。

（3）开启豆浆功能。

（4）将打好的豆浆倒出过滤，加入适量白砂糖调匀即可饮用。

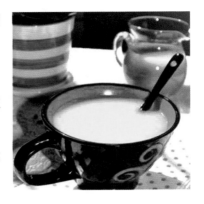

小贴士：若能接受较粗糙的口感，不过滤亦可。

5.绿豆酥饼

食材：绿豆馅450克，面粉400克，花生油130克，细砂糖30克，水100克。

做法：

（1）酥油皮用中筋面粉200克和花生油100克混合在一起揉匀。

（2）水油皮用中筋面粉200克、细砂糖30克、水100克、花生油30克倒在一起拌匀，揉成面团。

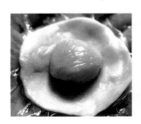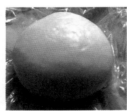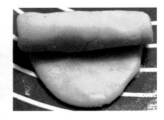

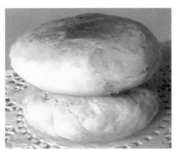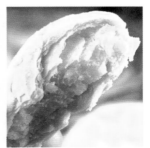

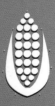

吃出营养 吃出健康——粗粮的科学吃法

（3）水油皮约10克一份,酥油皮约8克一份,分好均匀的剂子备用。

（4）取一个水油皮压薄成圆形,将油酥团放在中间,包起来,向下收口。

（5）案板上洒少许中筋面粉,将包好的面团擀成椭圆形,卷成卷。盖上保鲜膜,静置15分钟。

（6）馅料分成每份约12克,揉成小圆球。

（7）取一块静置好的面团擀开,将绿豆馅放中间,包起来,向下收口,压扁。

（8）烤箱提前预热至200℃,中层上下火烤15分钟。

小贴士:压饼的时候,可以压扁一点,烤的时候饼会蓬起来一些。烤好的绿豆饼冷却后放密封盒保存,可以防潮。

6.绿豆凉粉

食材:绿豆淀粉1碗,水6碗,花生60克,香菜5克,香葱5克,蒜5克,米醋10毫升,盐1克,糖2克,鸡精1克,香油2毫升,辣椒油5毫升,豆豉油辣椒5克。

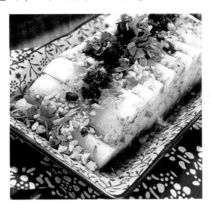
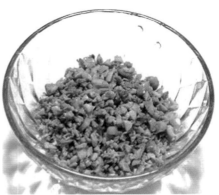

做法：

（1）将绿豆淀粉和一碗水混合，搅拌均匀后过筛，将剩下的五碗水倒入锅中，大火烧开。

（2）将淀粉糊缓缓地倒入开水锅中，边倒边搅动。待淀粉糊烧开冒泡后，转小火。继续搅动，搅至面糊透明为止。

（3）将做好的淀粉糊趁热盛到保鲜盒中，冷却后放到冰箱冷藏2小时。

（4）花生用开水浸泡十分钟，使花生脱皮。脱皮后的花生放入平底锅中，小火煎炸至金黄色。将花生压成碎备用。

（5）蒜切末，香菜、香葱切碎。

（6）用生抽、香醋、盐、鸡精、糖、辣椒油、香油调汁备用。

（7）将凝固好的凉粉切条，然后撒上蒜末，淋上碗汁，再撒上花生碎、豆豉油辣椒、香菜、香葱即可食用。

小贴士:淀粉糊一定要趁热盛到保鲜盒中，否则凝固不好会影响成品的外观。

7.绿豆冰棍

食材:绿豆 100 克,淡奶油 100 毫升,白砂糖 80 克,糯米粉 15 克。

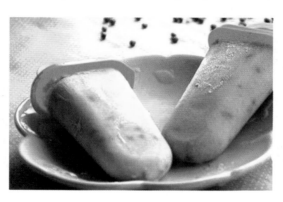

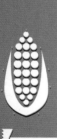

吃出营养 吃出健康——粗粮的科学吃味

做法：

（1）将绿豆清洗干净,放入高压锅中,倒入适量清水,水量要淹没过绿豆至少两倍。

（2）待高压锅里的水开后煮 20 分钟。

（3）将绿豆沙盛到小奶锅中,倒入淡奶油,加入白砂糖。

（4）将糯米粉用少量清水融化,倒入绿豆汤里面,搅拌均匀。

（5）将绿豆汤煮开,晾凉备用。

（6）将冰棍模具洗干净,把凉凉的绿豆汤放入冰棍模具中,放入冰箱里冻硬,脱模。

小贴士:绿豆提前浸泡容易煮烂。糯米粉一定要放,否则冻好之后全是冰碴,影响口感。脱模时用电吹风吹一下冰棍模具,就可以轻松脱模。

第三节 红小豆

一、简介

红小豆又名赤豆、赤小豆、红赤豆、小豆。红小豆富含淀粉，因此又被人们称为"饭豆"，也常被人们称作红豆。红小豆的营养成分与人们熟悉的绿豆相近，甚至有些营养成分超过了绿豆。红小豆适宜与谷类食品混合成豆饭或豆粥食用，一般做成豆沙或做成糕点原料。

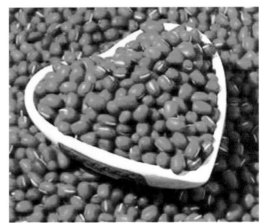

二、营养价值

红小豆中含有多种营养成分，每 100 克红小豆中含蛋白质 21.7 克、脂肪 0.8 克、碳水化合物 60.7 克、钙 76 毫克、磷 386 毫克、铁 4.5 毫克、核黄素 0.16 毫克、硫胺素 0.43 毫克、烟酸 2.1 毫克。红小豆蛋白质中赖氨酸含量较高。

三、食用功效

李时珍在《本草纲目》中称红小豆为"心之谷"，其功能为"生津液，利小便，消胀，除肿，上吐"，并"治下痢、解酒毒，除寒热痛肿，排脓散血，而通乳汁"。

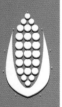

我国有很多关于红小豆治病的食疗偏方,《梅师集验方》记载:煮赤小豆空心食令饱,饥即食尽,治水肿坐卧不得,头面身体悉肿。《本草图经》中有关于红小豆治脚气的药方:赤小豆五合,葫一头,生姜一分(并破碎),商陆根一条(切)。同水煮,豆烂汤成,适寒温,去葫等,细嚼豆,空腹食之,旋旋啜汁令尽。

红小豆性平、味甘,含有蛋白质、脂肪、糖类、维生素 B 族、钾、铁、磷等。红小豆能促进心脏血管的活化,有利尿的功效。有怕冷、低血压、容易疲倦等现象的人,经常食用红小豆可改善这些不适的现象。另外,红小豆还有健胃生津、祛湿益气的作用,是良好的药用和健康食品。

红小豆更是女性健康的优质补品,丰富的铁质能让女人气色红润。多摄取红豆,还有补血、促进血液循环、强化体力、增强抵抗力的功效。哺乳期妇女多食红豆,有益于乳汁的分泌。

红小豆具有清心养神、健脾益肾的功效,加入莲子、百合更有固精益气、止血、强健筋骨等作用,能治肺燥、干咳。古籍中把红小豆与鲤鱼烂煮食用,对于改善孕妇怀孕后期所产生的水肿、脚气有很大的帮助。

四、食用方法

人们经常将红小豆与大米一起做成粥食用。在亚洲,红小豆可做成面团,味道香甜并可替代番茄面团。红小豆磨成面粉后可做各式糕点。

1.红小豆鲤鱼汤

食材：红小豆 500 克，活鲤鱼 1 条，葱、姜、盐适量。

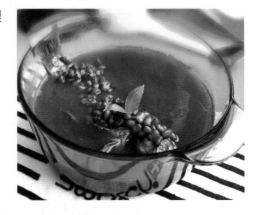

做法：

（1）将红小豆洗净。

（2）将活鲤鱼宰杀，去鳞及腹内黑膜后清洗干净。

（3）在锅内加适量油，烧至七成热，加葱、姜、盐炒出香味。

（4）在锅中加入适量水后，放入鲤鱼及红小豆，大火烧开，转小火炖 30 分钟即可。

小贴士：该款汤具有清热解毒、补虚消肿的功效。

2.红小豆薏米汤

食材：红小豆 150 克，薏米 150 克，莲子 40 克，百合（干）30 克，冰糖适量。

做法：

（1）将红小豆、薏米、百合、莲子洗净分别冷藏浸泡过夜。

（2）将红小豆、薏米、莲子沥干水，放入锅的内胆中，添加适量水，水量约距食材高两个指节。

（3）盖上锅盖，开机后选择"煲汤"，按下"开始"键开始运行，时间默认55分钟。

（4）炖至35分钟时，每隔一会儿排气一次，锅内气排净时打开锅盖，将百合沥去水，放入锅中。

（5）盖上锅盖，按"开始"继续煮制15分钟即可。

小贴士：这是一款美颜祛湿的粥品，也可以选用砂锅进行熬制，最好不要用铁锅。可根据自己喜好增减或更换其他食材，但不要放大米，放了大米后汤就失去祛湿效果了。

3.薏米红小豆鹌鹑蛋糖水

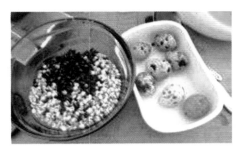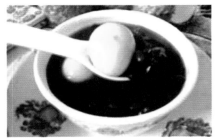

食材：红小豆200克，鹌鹑蛋7个，薏米适量，元贞糖适量。

做法：

（1）将红小豆、薏米洗净，浸泡2小时以上。

（2）把红小豆、薏米倒入电砂锅加适量热水。

（3）煮至红小豆变绵。

（4）放入适量元贞糖。

（5）放入煮好去壳的鹌鹑蛋。

（6）再焖10分钟即可。

小贴士：元贞糖是低热量食用糖，其甜度相当于蔗糖的10倍，而热量仅为蔗糖的8%。

4.红小豆玉米木瓜扇骨汤

食材:玉米(鲜)1根,猪寸骨250克,木瓜半个,红小豆80克,盐,姜。

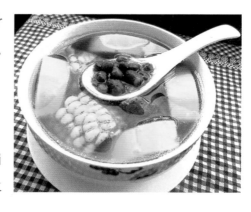

做法:

(1)将红小豆提前浸泡。

(2)将所有食材洗净,猪扇骨剁成小块,用沸水焯至断血水捞起,过清水洗净。

(3)把玉米切段,木瓜去皮去瓤切厚块。

(4)将猪骨、玉米、红豆、姜片与适量清水一起入锅,大火烧开后转小火煲2个小时左右。

(5)放入木瓜后再煲半个小时。

(6)加适量盐调味即可。

小贴士:木瓜不要挑过熟的,否则易烂不好吃。汤很清甜,诱人食欲,且有补脾祛湿、健胃消食、润肺止咳、美容消肿的功效。

5.红小豆糯米饭

食材:糯米300克,红小豆150克,清水350毫升,热水150毫升,色拉油3大勺,芝麻油1大勺,白糖。

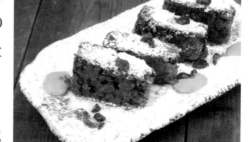

做法:

(1)将糯米洗净,清水浸泡

6—8 小时,泡至用手可轻松捻碎即可。

（2）把洗净的红小豆倒入压力锅,加水 350 毫升。

（3）选择"杂粮"烹饪方式,按"开始"键开始烹饪。

（4）压力锅上汽后再煮 20 分钟,停止加热。

（5）加入沥干水的糯米,和锅中红小豆搅拌混合,添入 150 毫升热水。继续按杂粮饭键,上汽后煮 10 分钟,停止加热,焖至锅内气体排完。

（6）取出模具,用刷子在其内壁刷上麻油,将糯米饭盛入模具中压实,晾凉后盖上保鲜膜,放入冰箱冷藏。

（7）取出冷藏好的糯米饭,切成小块。

（8）在平底锅内放油,将切块的糯米饭放入,煎至表面金黄即可。

（9）撒上白糖。

小贴士:糯米浸泡时间根据水温及气温调节,达到轻松捻碎的状态即可。模具一定要刷油,以便脱模时完整。糯米是黏性的,一次进食不宜过多。

6.红小豆莲子百合银耳羹

食材:红小豆 250 克,莲子,百合,银耳,冰糖。

做法:

（1）将红小豆用清水浸泡两个小时。

（2）将银耳泡发,洗净,去除黄心,撕成小片,加入足量的水,炖煮至浓稠的液态状,约 30 分钟。

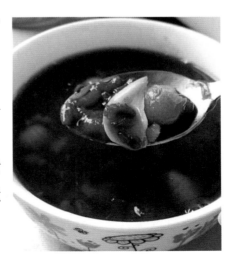

（3）将莲子洗净，去除中间的莲子心。将红小豆、莲子倒入锅中炖煮 30 分钟。

（4）将百合洗干净，把百合和适量的冰糖一起倒入锅中炖煮 10 分钟，关火。

小贴士：这道糖水，既制作简单又补血祛湿、美容美颜、宁心安神。

7.红小豆薏米水

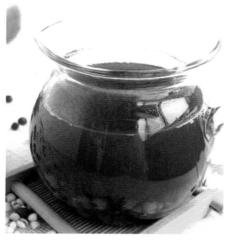

食材：薏米，红小豆，水。

做法：

（1）将红小豆和薏米洗净分别浸泡。

（2）将红小豆和薏米放入锅中，加适量清水，量要比平时煮粥时多些。大火烧开后关火，开盖放置 1 小时。

（3）再次大火烧开后关火。连续这样 3 次，晾凉过滤后即可饮用。

小贴士：薏米和红小豆熬汤后食用，既能美颜又有祛湿的功能。

8.红小豆卡通面包

食材：高筋面粉 250 克，酵母 3 克，牛奶 108 克，淡奶油 30 克，蛋液 38 克，糖 30 克，盐 3 克，黄油 25 克，红豆馅适量，巧克力适量。

做法：

（1）将除黄油外的原料放入面包桶，搅拌。

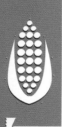

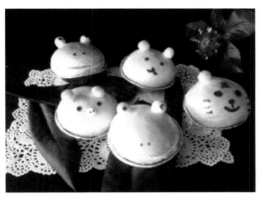

（2）10分钟后，加入黄油，揉至扩展阶段，进行基础发酵。

（3）面团发酵至2倍大，取出面团，排出大气泡，分成若干个大面团和小面团，松弛15分钟。

（4）将松弛后的面团擀成圆形，翻面，包入红豆馅，向下收口。取两个小面团放在面包左右上方，作为耳朵。把面包排入烤盘，进行最后发酵。

（5）烤箱预热至175℃，中层上下火，烤制15—18分钟。

（6）面包晾凉，用融化的巧克力画出想要的图案。

小贴士：可以做各种卡通造型，是一款吸引小朋友的美食。

9.红豆乳酪蛋糕

食材:蜜红豆110克,奶油乳酪200克,原味优格60克,无盐黄油20克,鸡蛋2个,细砂糖15克,低筋粉30克。

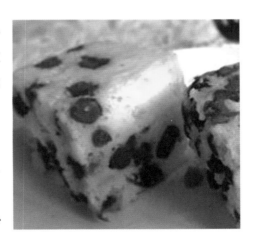

做法:

（1）将奶油乳酪室温软化,用刮刀拌到顺滑。

（2）加软化好的黄油和细砂糖用蛋抽搅滑。

（3）分次加入原味优格以及打散的蛋液搅拌均匀。

（4）筛入低筋粉搅拌均匀，再加入蜜红豆用刮刀搅拌均匀。

（5）放入烤模内，烤箱预热175℃，烤30分钟。冷却后再切开。

小贴士：烤好的蛋糕在烤箱里面慢慢退温1小时，否则温差太大，乳酪蛋糕会裂掉，影响外观。

10.黑糖红豆司康

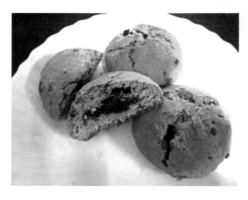

食材：红小豆馅，低筋面粉100克，黑糖30克，泡打粉3克，无盐奶油20克，牛奶50克。

做法：

（1）将低筋面粉、黑糖、泡打粉均匀混合后加入切块的无盐奶油，用指头搓均匀。

（2）加入牛奶拌成团。

（3）将搅拌好的面团均匀分成六等份，包入红豆馅，向下收口。

（4）烤箱预热至200℃，中层上下火烤25—30分钟。

小贴士：奶油可提前切好冰在冰箱内。和面时面团不要过分搅拌，否则会产生筋性的面团，会使成品发硬。黑糖红豆司康是一款蛋白质丰富的早餐，尤其适合不喜欢奶制品的小朋友食用。

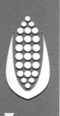

第四节　黑豆

一、简介

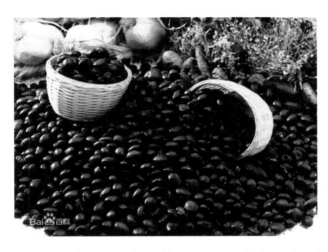

黑豆又名乌豆、橹豆、黑大豆等。黑豆具有高蛋白、低热量的特性,外皮黑,里面黄色或绿色。黑豆以颗粒大而饱满、色泽乌黑发亮者为佳。有研究发现,黑豆皮提取物能够提高机体对铁元素的吸收,带皮食用黑豆能够改善贫血症状。黑豆具有养阴补气作用,是秋季强壮滋补之佳品。

二、营养价值

黑豆营养丰富,含有蛋白质、脂肪、维生素、微量元素等多种营养成分,同时又含有多种生物活性物质,如黑豆色素、黑豆多糖和异黄酮等。

黑豆具有高蛋白、低热量的特性,蛋白质的含量高达 45% 以上。其中优质蛋白大约比大豆高出 1/4 左右,居各种豆类之首,因此黑豆有"豆中之王"的美誉。与蛋白质丰富的肉类相比，黑豆要更胜一筹，其蛋白质含量相当于肉类（猪肉、鸡肉）的2倍，是鸡蛋的3倍，更是牛奶的12倍，因此又被称为"植物蛋白肉"。

黑豆中还含有较高的脂肪。研究发现，每100克黑豆中含粗脂肪达12克以上。检测发现黑豆至少含有19种脂肪酸，且不饱和脂肪酸含量竟然高达80%，其中亚油酸含量就占了约55.08%。亚油酸作为不饱和脂肪酸的一种，是人体中十分重要的必需脂肪酸，对胆固醇代谢具有非常重要的调节作用。当胆固醇与亚油酸结合时才能在体内进行正常代谢。当亚油酸缺乏时，胆固醇与饱和脂肪酸结合并在人体内沉积，导致动脉硬化的发生。因此，亚油酸又有"血管清道夫"的美誉。因此，黑豆有益于胆固醇代谢并对血管有保护作用。

黑豆中发现了多种矿物质及微量元素，如锌、铜、镁、钼、硒、磷等，而且含量都比较高。黑豆中富含多种维生素，特别是维生素E，在每100克黑豆中的含量高达17.36微克。维生素E是一种脂溶性维生素，是最主要的抗氧化剂之一，发挥着重要的抗氧化和保护机体细胞免受自由基毒害的作用。

研究发现，黑豆的异黄酮含量高于大豆。异黄酮与女性雌激素结构相似，所以异黄酮又有"植物雌激素"之称，对维护女性健康有重要作用。

黑豆中的皂苷对遗传物质DNA损伤具有保护作用并且可以终止自由基的连锁反应，清除脂质过氧化产物，具有保护生物膜及亚细胞结构的完整性的作用。

黑豆中还含有黑豆多糖，黑豆多糖是清除人体自由基的功臣之一。研究发现，黑豆多糖具有显著的清除机体内自由基的作用，尤其是对超氧阴离子自由基的清除能力非常强。此外，也有研究发现，黑

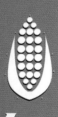

豆中的多糖成分可以促进骨髓组织的生长，具有刺激造血功能再生的作用。

黑豆中含有的独特的黑豆色素是黑豆重要的生物活性物质之一，以黑豆皮为原料提取出的天然色素称为"黑豆红色素"，简称为"黑豆红"。黑豆红色素具有明显的抗氧化作用。

三、食用功效

黑豆归肾经，味甘，入脾经。中医认为，黑豆有很好的补肾作用。《本草纲目》说："豆有五色，各治五脏，惟黑豆属水性寒，可以入肾。治水、消胀、下气、治风热而活血解毒，常食用黑豆，可百病不生。"中医认为，人的肌肤的光泽、润泽是靠我们肾气的滋养，肾气的充盈、温煦靠肾经的滋润。常吃黑豆既可以补充肾气，也可以补充肾阴，还可以延缓人体皮肤的衰老，减少皱纹的出现。我们常吃黑豆，可以降低由于色素沉着引起的黄褐斑和老年斑，所以说黑豆是很好的肌肤美容之品。

除了有补肾的作用，黑豆还有健脾的作用。常吃黑豆，有很好的祛水作用，可以消除水肿。另外，黑豆中丰富的异黄酮和卵磷脂使黑豆具有抗动脉硬化、降胆固醇的作用。

黑豆中丰富的维生素 E，能清除体内的自由基，减少皮肤皱纹，达到养颜美容、保持青春的目的。李时珍在《本草纲目》中对黑豆有助于延年益寿就有记载。

研究证明，黑豆皮提取物能够提高机体对铁元素的吸收，带皮食用黑豆能够改善贫血症状，显著增加机体的血清铁水平，促进机体造血功能。

四、食用方法

1.黑豆排骨汤

食材:猪排骨,黑豆,盐,鸡精,姜。

做法:

(1)将黑豆、花生洗净备用。

(2)将猪排骨洗净放入砂锅,砂锅加足量水,大火煮沸后,揭开锅盖,用漏勺将表面的血污捞净。

(3)将生姜切片,加入砂锅中。

(4)盖上锅盖,转小火继续煲30分钟。

(5)加入黑豆,大火煮沸后再次转小火煲1小时以上。

(6)加入适量的盐、鸡精即可出锅。

小贴士:黑豆有美容养颜、乌发、明目的功效。猪排补虚弱,强筋骨。黑豆与猪排骨组合,是一款美容大补汤,老幼皆宜。

2.黑豆炖梨

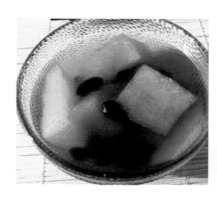

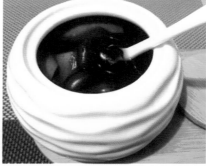

食材:梨1个,黑豆30克,冰糖。

做法:

(1)将黑豆洗净,用清水浸泡30分钟左右。

(2)将梨洗净,切块。

(3)把梨块和黑豆倒入高压锅中。

(4)根据个人口味倒入适量冰糖。

(5)高压锅炖煮30分钟。

小贴士:黑豆炖梨适用于因肺阴亏损所致的毛发柔弱、色白、倦怠乏力易感冒人群食用。梨去不去皮可以根据自己喜好而定。

3.黑豆乌鸡汤

食材:黑豆150克,乌骨鸡1只,枣(干)10个,盐,姜5克,枸杞。

做法:

(1)将处理好的乌鸡洗净。

(2)把黑豆放入铁锅中干炒至豆衣裂开,用清水洗净,晾干备用。

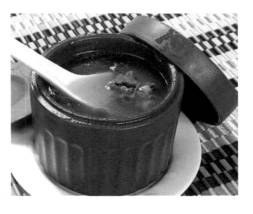

(3)将红枣、生姜分别洗净,红枣去核,生姜切片,砂锅中加适量清水,用大火烧开,放入黑豆、乌鸡、红枣、枸杞和生姜,改用中火继续煲约3小时,加入适量盐即可。

小贴士:黑豆乌鸡汤具有提高生理机能、补肾养颜、有效缓解失眠症状的功能。黑豆也可以浸泡后直接加入汤锅。

4.彩椒炒黑豆

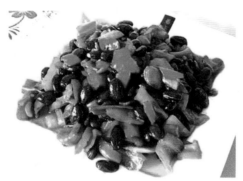

食材:红椒1个,青椒1个,黑豆100克,油,盐,味精,水淀粉,蚝油。

做法:

(1)将黑豆洗净,提前浸泡几小时,煮熟。

(2)将彩椒切丁。

(3)在锅中烧热油,放入彩椒丁,加入蚝油翻炒。

(4)加入熟黑豆,翻炒均匀,加盐、味精调味。

(5)炒至彩椒丁断生,淋入水淀粉勾薄芡。

(6)待芡汁糊化,关火,出锅,装盘。

小贴士:彩椒炒黑豆是一道养生菜肴。绿色养肝,红色补心,黑色补肾。

5.黑豆当归排骨汤

食材:排骨300克,黑豆30克,葱,盐,生姜,当归,干香菇,料酒10毫升。

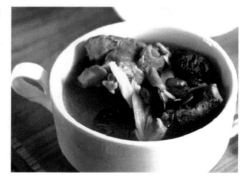

做法:

(1)将黑豆洗净,提前浸泡1小时。

(2)将干香菇选最小朵的泡发。

(3)将排骨洗净,冷水下锅。大火烧开,排骨焯水,冲洗干净。

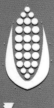

（4）在砂锅里倒入适量的水，下入焯好的排骨。放入姜片、葱段，倒入料酒。放入黑豆、香菇。再放入党参、当归。

（5）大火再次烧开，撇去浮沫。

（6）盖上盖子转小火，炖2小时左右。

（7）喝之前加盐调味即可。

小贴士：当归党参排骨汤是一款补气血汤品，正常人也可以喝，但切忌不要过量。

6.中式纳豆

食材：黑豆1000克，纳豆菌粉1粒，辣椒粉、花椒粉、五香粉、盐适量。

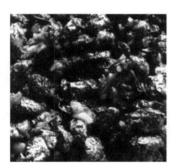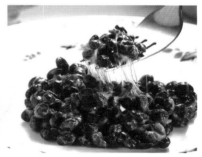

做法：

（1）将黑豆洗净用清水浸泡8—10小时。

（2）把黑豆连同泡豆水一起倒入高压锅煮熟。

（3）将豆子捞出，晾凉到室温，煮豆水不要丢弃。

（4）在1粒纳豆菌粉中加3大勺煮豆水，充分搅拌均匀后洒在晾凉的豆子上，用勺子轻轻地搅拌，使纳豆菌水和豆子充分接触。

（5）用保鲜膜封住盆口，将盆子放在室内通风、避光、温暖的地方，发酵3—5天。

（6）揭开保鲜膜，翻动豆子可见浓稠的长长的白丝，这就是黑纳豆。

（7）将辣椒粉、花椒粉、五香粉、盐混合均匀，拌入黑纳豆搅拌均匀，摊平放在竹匾上，放在阳台上晒10—15天，每天翻动1—2次，使豆子晾晒均匀。

（8）待豆子表面干燥，用手摸没有潮湿感，将豆子盛入透气的缸内，置阴凉干燥处存贮。吃时取出直接食用。

小贴士：煮豆水是很好的天然养生保健品，加蜂蜜直接饮用，口感香甜。发酵完毕时黑豆表面有白色的膜，属正常现象。

7.黑豆面馒头

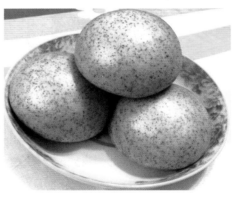

食材：面粉400克，黑豆面40克，酵母粉4克。

做法：

（1）将两种面粉混合均匀。

（2）将酵母粉用温水化开。

（3）在混合面粉中加入化开的酵母水，再加适量温水和成软硬适中的面团，醒发至体积变成2倍。

（4）将面团在面板上揉匀排气，分割成均匀的剂子。

（5）揉成馒头形状二次醒发20分钟。

（6）烧开水后中火蒸25分钟。

小贴士：黑豆面馒头做成可爱的卡通形象，可以吸引孩子多吃粗粮。将发好的黑豆面中加入喜爱的馅料，就成为风味各异的包子了。

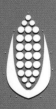

8.醋泡黑豆

食材:黑豆,醋。

做法:

(1)将黑豆洗净,沥干水分,放入锅中炒熟,炒到豆子裂开花。

(2)找一个可以密封的容器,把炒熟的豆子放入容器中。

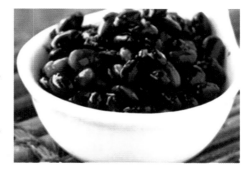

(3)倒入醋,醋的量一定要没过黑豆。密封好罐子。

(4)放置一个星期后就可以食用了。

小贴士:醋泡黑豆是一种养生食谱,黑豆是传统的养生食品,民间至今还流传着"要想长寿,常吃黑豆"的谚语。泡好后每天吃5—10粒就可以。肠胃不好的人要少吃。

9.补肾黑豆羊肉汤

食材:羊肉400克,黑豆100克,盐,胡椒粉,枸杞,料酒,葱,姜,肉苁蓉2克。

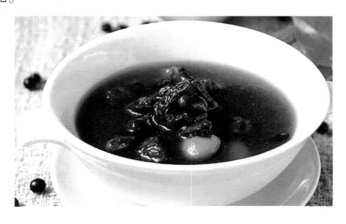

做法：

（1）将黑豆洗净，浸泡过夜。

（2）把羊肉用清水浸泡，中途反复换几次水。

（3）将羊肉中的血水去除，捞出，放入冷水锅里，加料酒、葱、姜。

（4）用大火烧开，撇浮沫后将羊肉捞出。

（5）在砂锅中一次加足清水，放入黑豆，水开后，加羊肉、肉苁蓉。

（6）中小火煮1个小时至黑豆软烂，加枸杞、盐、胡椒粉即可。

小贴士：把黑豆洗净后，泡豆水可以作为煮汤的水使用，使营养不流失。此汤主要以羊肉、肉苁蓉、黑豆制成，成品的颜色是乌黑色，喝起来味道鲜美，有一股浓香。此汤不但健脾利水、补肾养血，还有壮筋骨、乌发黑发、养颜养容之功效。

10.韩式酱煮黑豆

食材：黑豆 200 克，白芝麻，生抽，红糖，芝麻油。

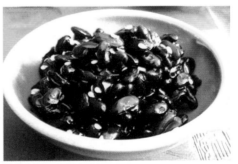

做法：

（1）将黑豆洗净后，浸泡半小时后沥干。

（2）将黑豆放入锅中，放入超过黑豆2倍的水，大火煮沸后，转小火煮半小时。

（3）加入酱油和糖拌匀后再煮15—20分钟，不停搅拌。

（4）水基本收干后，加入芝麻油和白芝麻拌匀即可。

小贴士：为节省时间，黑豆可以浸泡时间略长些。糖可使用白糖，也可用红糖（补肾又补血）。做好的黑豆可以放冰箱冷藏一周左右。

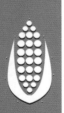

第五节 青 豆

一、简介

青豆属于豆科大豆属一年生攀缘草本植物。按子叶的颜色，又可分为青皮青仁大豆和绿皮黄仁大豆两种，别名青大豆，是我国重要粮食作物之一，有五千年的栽培历史。在我

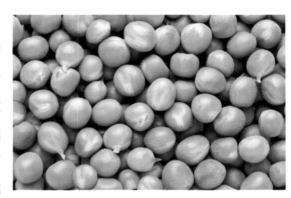

国普遍种植，东北、华北、陕、川及长江下游地区均有出产。

青豆富含不饱和脂肪酸以及大豆磷脂，具有保持血管弹性、健脑和防止脂肪肝形成的功效。青豆中富含皂角苷、蛋白酶抑制剂、异黄酮、钼、硒等抗癌成分，对癌症有一定抑制作用。

二、营养价值

青豆中的儿茶素以及表儿茶素两种类黄酮抗氧化剂，能够有效去除体内的自由基，预防由自由基引起的疾病，可延缓身体衰老速度，还有消炎、广谱抗菌的作用。青豆中还含有 α-胡萝卜素和 β-胡萝卜素，美国疾控中心一项研究发现，血液中 α-胡萝卜素的含量越高，人的寿命就越长；β-胡萝卜素作为一种抗氧化剂，具有解毒作用，能够降低罹患心脏病和癌症的风险。

青豆除了给人们提供丰富的蛋白质，它也是人类摄取维生素 A、维生素 C、维生素 K 以及维生素 B 的主要食物来源之一。此外，青豆

还能提供钙、磷、钾、铁、锌、硫胺素和核黄素等多种矿物质及微量元素。

三、食用功效

青豆能降低血液中的胆固醇,还有补肝养胃、助长筋骨、悦颜面、乌发明目、延年益寿等功效。

四、食用方法

1.小炒青豆

食材:青豆200克,小米椒少许,盐,生抽。

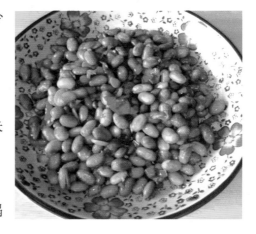

做法:

(1)将鲜青豆洗净。

(2)在锅中烧油后放进小米椒炒香。

(3)放入青豆翻炒。

(4)加盐、生抽调味出锅即可。

小贴士:喜欢孜然的味道,可以撒上些孜然粉翻炒一下,别有风味。

2.青豆排骨

食材:排骨500克,青豆300克,木耳20克,黄花菜20克,香菇20克,料酒,盐,香葱。

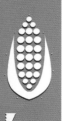

做法：

（1）将青豆提前泡发到刚出芽。

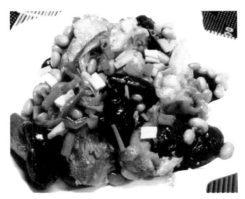

（2）将木耳、黄花菜和干香菇泡发后洗净备用。

（3）把排骨用水焯一下，将焯好的排骨、木耳、黄花菜、香菇和青豆一起放入砂锅中，放入葱、姜、蒜、料酒和适量水，小火慢慢炖。

（4）炖至排骨软烂时，灭火，装盘，撒上香葱末即可。

小贴士：青豆提前一天浸泡，为加速出芽，可以加入温水进行浸泡，但水温不宜太高。

3.青豆肉丸

食材：青豆100克，猪肉200克，西红柿1个，色拉油，盐，姜，蒜，料酒，香油，淀粉。

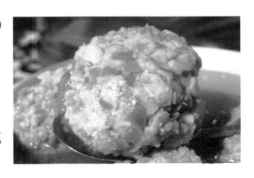

做法：

（1）将猪肉加入料理机打成肉馅。

（2）将青豆洗净，切成碎。姜、蒜一块儿剁成泥。

（3）在肉泥中加入青豆、姜、蒜、盐、料酒、淀粉和香油，顺着一个方向搅打上劲。

（4）热油爆香西红柿后炒制出水。

（5）加入适量的清水煮开。

（6）转大火，将肉泥做成丸子放入锅中，煮至肉丸浮于汤面上，加入盐即可。

小贴士:一定要将肉丸全部做完后开大火煮,以便肉丸一块儿熟。

4.青豆炒虾仁

食材:青豆 300 克,虾仁 150 克,玉米 50 克,油 50 毫升,生姜,盐,糖,料酒,水淀粉 2 汤匙,生粉 1 汤匙。

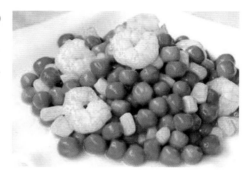

做法:

(1)将青豆、玉米洗净。

(2)把姜切片,准备水淀粉。

(3)把虾仁去除虾线洗净。用盐、料酒、生粉、生姜片拌匀腌制 20 分钟。

(4)锅内水烧开,放入青豆、玉米焯一下,捞出在冷水中冷却后,捞出备用。

(5)热锅温油加入生姜片爆香。将过完水的青豆及玉米粒入炒锅翻炒。

(6)加入腌渍好的虾仁快速翻炒。

(7)调入适量的盐、糖,最后用水淀粉勾芡快速收汁即可。

5.酥肉焖青豆

食材:青豆 250 克,猪五花肉 150 克,盐,鸡精。

做法:

(1)将青豆洗净,猪肉切丁。

(2)把平底不粘锅加热,不放油,加肉丁,煎至肉丁出油酥香。

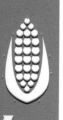

（3）将青豆下锅，煎炒到青豆外皮收紧。

（4）加适量清水焖煮。焖至收汁，加适量盐、鸡精即可。

小贴士：希望汤汁多一点，焖青豆的时候可以多加一点水，收汁时留一部分即可。

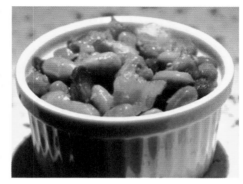

6.青豆鲜虾羹

食材：青豆 150 克，鲜虾 150 克，小火腿肠 3 个，鸡蛋 2 个，生姜少许，盐、油、淀粉、白胡椒粉各适量。

做法：

（1）将青豆洗净，焯水捞出过凉。

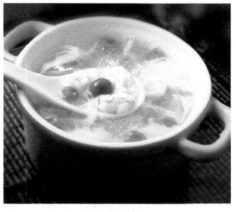

（2）将鲜虾去壳去虾肠、虾线，切丁，加适量盐、油、淀粉抓匀腌制。

（3）将火腿肠切小丁，姜切丝，鸡蛋打开取蛋清。

（4）锅中加 2 碗水，水开后加入青豆、虾仁和火腿丁。

（5）水微开时下适量胡椒粉，倒入水淀粉勾芡。

（6）水再次滚开后倒入蛋清搅匀，加盐调味即可。

小贴士：在烹饪过程中注意火的控制，尽量用中小火，使汤羹外观更漂亮。

7.青豆什锦饭

食材：大米 200 克,青豆 50 克,鸡腿 50 克,蘑菇,胡萝卜,盐。

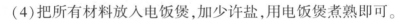

做法：

（1）将大米洗净,用水浸泡 30 分钟。

（2）把鸡腿去骨,切小丁。

（3）把胡萝卜和蘑菇切小丁。

（4）把所有材料放入电饭煲,加少许盐,用电饭煲煮熟即可。

小贴士：青豆什锦饭营养丰富,也适合小宝宝们食用。儿童和成人食用,可以加入糯米、红米、小米等做成杂粮饭。鸡肉也可以换成其他肉类。

8.青豆薏米火腿饼

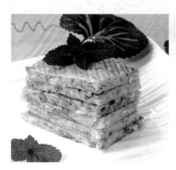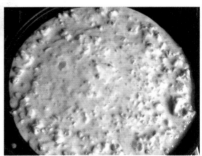

食材：青豆 50 克,面粉 300 克,玉米粒 50 克,油,盐,火腿一根,葱。

做法：

（1）将青豆、玉米粒洗净,用水焯一下。

（2）将火腿、葱切丁，和青豆、玉米一起加入面粉中。

（3）加入适量水，把几种食材用筷子拌匀。

（4）把电饼铛加热，刷油，把面糊倒进去，盖上盖子，双面加热至熟即可。

小贴士：面糊中可以加入2颗鸡蛋，这是一款营养全面又简单易做的早餐。

9.青豆玉米粒火腿肠披萨

食材：面粉220克，青豆20克，玉米粒20克，水120毫升，酵母粉2克，盐3克，奶酪丝70克，香肠1根，细砂糖，植物油，番茄沙司。

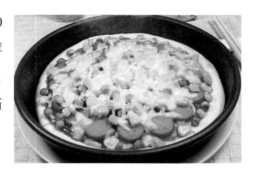

做法：

（1）面粉中加入糖、盐、酵母粉，加入温水搅匀，搅拌成松散状，静置10分钟。

（2）加入植物油，慢慢将油揉进面团，揉至扩展阶段。

（3）将光滑面团放入容器，盖上盖，发酵。

（4）待面团发酵至2.5倍大时取出，排气，将面团擀成圆饼形，面饼四周卷起花边。用牙签在面饼上扎一些小孔。

（5）饼皮上涂一层番茄沙司。烤盘涂一层薄油，将饼皮放入烤盘。

（6）把火腿切片均匀铺在饼上，撒上青豆和玉米粒，撒奶酪丝。烤箱预热至220℃，中层，上下火烤15分钟即可。

小贴士：一定要用牙签在面饼上扎一些小孔，可以防止在烤制过程中因气泡的拱起而导致的烘烤不均匀。

10.青豆炒花蛤

食材:花蛤 500 克,青豆 200 克,油,盐,葱,姜,蒜,胡椒粉,料酒。

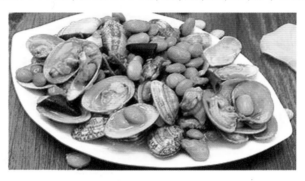

做法:

(1)把花蛤用热水烫开口,捞出用冷水清洗备用。

(2)将青豆洗干净,切好葱、姜、蒜、辣椒。

(3)锅中入油,烧热加葱、姜、蒜,炒香。

(4)放入花蛤翻炒,加入适量料酒去腥。

(5)放入青豆翻炒。加盐和适量水,转中小火,盖上盖子煮。

(6)青豆熟后,加入胡椒粉拌匀出锅(留点汤汁更好吃)。

小贴士:活的花蛤可以在清水中加一些盐,浸泡 2 小时,以便泥沙快速排出。

11.青豆奶油汤

食材:青豆 100 克,洋葱 1 个,橄榄油 15 毫升,盐,淡奶油 5 克,胡椒粉。

做法:

(1)将洋葱切碎、青豆洗净备用。

（2）小火烧热锅,放入橄榄油。倒入切碎的洋葱,加少许盐与胡椒粉慢火炒到洋葱变软。

（3）加入青豆一起翻炒,加适量开水,大火煮沸转小火煮至青豆熟。

（4）加适量淡奶油,搅拌均匀。汤汁变得黏稠了以后,加胡椒粉搅匀。

（5）待汤降温后倒入搅拌机内,搅拌半分钟即可。

小贴士:青豆一定要煮至熟透。喜欢细腻的口感,可以在搅拌后过筛。

12.青豆什锦土豆饼

食材:土豆 2 个,青豆 50 克,红椒半个,香肠 1 根,玉米粒 25 克,面粉 50 克,葱,油,盐,胡椒粉。

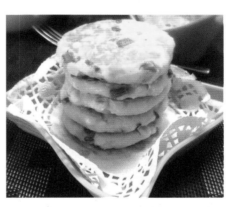

做法:

（1）将青豆、玉米粒洗净,开水烫 30 秒,捞起沥干水。

（2）把土豆去皮,切成薄片,放入锅内蒸 15 分钟至变软,取出压制成土豆泥,摊凉待用。

（3）把红椒去蒂和籽,切成细丁;香肠切成细丁;葱切碎。

（4）依次往土豆泥里加入红椒丁、香肠丁、葱花、青豆和玉米粒,与土豆泥一同拌匀。

（5）加入面粉及适量盐和胡椒粉,拌匀,静置 30 分钟待用。

（6）取鸡蛋大小的面团,揉搓成丸状再压制成面饼。

（7）平底锅内加油烧热,放入土豆面饼,中小火煎至双面呈金黄色即可。

第六节 芸 豆

一、简介

芸豆也称作花豆、老虎豆、祛湿豆、荷包豆、雪山豆,豆科菜豆属。芸豆原产于美洲的墨西哥和阿根廷,我国于16世纪末开始引种栽培。我国大部分地区可在春、秋两季栽培。

芸豆呈肾形,有红、白、黄、黑等颜色及斑纹,其中大白芸豆和大黑花芸豆尤为出名。芸豆营养丰富,蛋白质、钙、铁、B族维生素等含量均很高。常食用芸豆,可以加速皮肤新陈代谢,能缓解皮肤、头发的干燥状态。芸豆颗粒饱满肥大,色泽明艳,营养丰富,可煮可炖,可以用于制作豆馅、糕点、甜汤、豆沙等,其药用价值也很高,是理想的减肥食品。

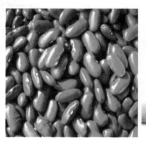

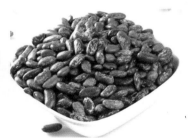

红芸豆　　　　　白芸豆　　　　　花芸豆

二、营养价值

芸豆营养丰富,每100克白芸豆中含蛋白质25克、胡萝卜素0.24毫克、钙160毫克、磷410毫克、铁7毫克。此外,芸豆还含有丰富的维生素B和维生素C。白芸豆中的蛋白质极易被人体消化吸收,微量元素也很丰富,可以提高人体的免疫力。维生素B能促进胃肠道蠕

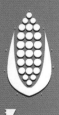

动,刺激消化腺分泌,有增进食欲、帮助消化的作用。白芸豆还富含卵磷脂,可以增进血液循环,改善血清脂质,清除过氧化物,且有益于增强皮肤细胞的再生能力。芸豆中的皂甙类物质能促进脂肪代谢,是减肥者的理想食品之一。

三、食用功效

芸豆味甘、性平,具有温中下气、利肠胃、止呃逆、益肾补元、镇静等功用,对治疗虚寒呃逆、胃寒呕吐、跌打损伤、喘息咳嗽、腰痛、神经痛均有一定疗效。

芸豆是营养丰富的食品,不过其籽粒中含有一种毒蛋白,必须在高温下才能被破坏,所以食用芸豆必须煮熟煮透,消除不利因子,趋利避害,更好地发挥其营养价值。

芸豆是一种难得的高钾、高镁、低钠食品,适合心脏病、动脉硬化、高血脂、低血钾症和忌盐患者食用。

现代医学分析认为,芸豆中的皂苷、尿毒酶和多种球蛋白等独特成分,具有增强人体自身免疫力、提高抗病能力、激活淋巴 T 细胞、促进脱氧核糖核酸的合成等功能,对肿瘤细胞的发展有抑制作用。芸豆中的尿素酶应用于肝昏迷患者效果很好。

四、食用方法

1.芸豆沙

食材:芸豆 300 克,白糖 100 克,黄油 80 克。

做法:

(1)将芸豆清洗,浸泡过夜。

（2）倒掉芸豆中的浸泡水，锅内另加清水，烧开 5 分钟关火。

（3）放凉，挤出豆子去掉豆皮。

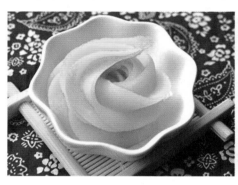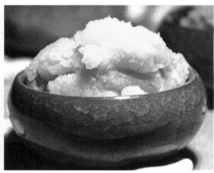

（4）将去皮芸豆入锅，加入 2 倍的清水熬煮至软烂。

（5）放凉，用料理机打成泥。

（6）在不粘锅中下 1/3 的黄油烧热熔化，倒入豆泥翻炒至豆泥完全吸收黄油，再加入 1/3 白糖等豆泥将其完全吸收。黄油与白糖分 3 次交替加入，至全部糖油加完为止。

（7）炒好放凉，用干净器皿装好密封后放冰箱保存，可作为面包、蛋糕之馅料使用。

小贴士：芸豆预先浸泡，可以节省烹饪时间。甜度根据个人喜好调节。给芸豆加黄油和白糖的环节也可以在面包机中完成，不用担心火候问题。

2.芸豆糕

食材：芸豆，豆沙，咸鸭蛋，细白砂糖。

做法：

（1）将白芸豆浸泡过夜。

（2）倒掉浸泡水，将白芸豆去皮。

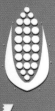

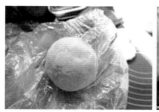
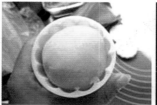
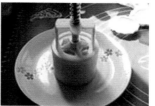
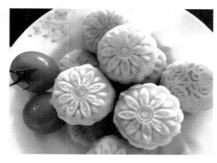
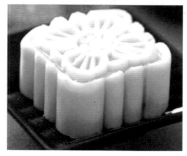

（3）将去皮白芸豆倒入电压锅中，加入适量清水，合盖，启动"豆类""难熟"功能键开始煮豆。

（4）当电压锅完成工作，将压力释放后打开锅盖，加入适量的细砂糖，趁热用木勺搅拌，同时加速水分蒸发。

（5）取适量芸豆沙压扁，将红豆沙、蛋黄馅分别放上，包裹成圆形。

（6）把月饼模内侧刷上融化的黄油，将包好的芸豆球放入其中。

（7）把月饼模倒扣在盘上，先压实，然后轻提起即可。

小贴士：可以依据个人喜好在芸豆熟后，加少量的盐、孜然或椒盐。馅料也可以选择不同的馅料，如玫瑰馅等。

3.话梅芸豆

食材：芸豆150克，话梅100克，冰糖适量。

做法：

（1）将芸豆洗净，浸泡过夜。

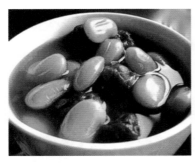
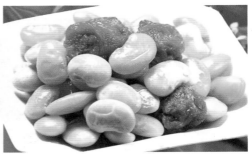

（2）将芸豆、话梅和冰糖一起加水煮，先大火煮至水沸后改小火慢煮，约40分钟。

（3）煮熟后放凉食用。

小贴士：芸豆煮至熟且外皮未破为宜。话梅的清香、芸豆的软糯完美结合，是一款老少皆宜的小菜。

4.芸豆猪蹄汤

食材：芸豆50克，猪蹄2个，生姜，大葱，香葱，盐，味精。

做法：

（1）把芸豆洗净后浸泡过夜。

（2）将猪蹄冷水下锅，焯一下，捞出用温水洗净。

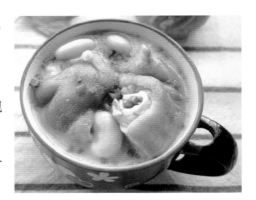

（3）将猪蹄、芸豆放入砂锅中，加入生姜、大葱，大火烧开，改小火炖煮3个小时至猪蹄软烂。

（4）调入适量的盐和味精，出锅撒上适量香葱。

小贴士：熬汤时水要一次性地加足，中途不要再加水进去。为节省时间，猪蹄和芸豆可以用高压锅煮至五成熟，然后转入砂锅熬制。

5.香辣芸豆

食材:芸豆 150 克,干辣椒,香叶,花椒,葱,姜,香菜,生抽,盐,白糖,油辣椒。

做法:

（1）将芸豆洗净后浸泡过夜。

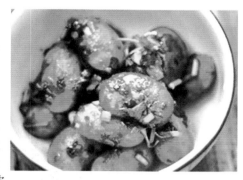

（2）将葱切段,姜切片。

（3）把芸豆放入锅中,放姜片、葱段、干辣椒、花椒、香叶,加适量水,煮至芸豆熟烂但豆皮未破。

（4）在不粘锅中放适量油,加葱花爆香。

（5）加入煮熟的芸豆,加生抽适量,大火翻炒时加入适量油辣椒,加白糖适量。出锅。

第七节　蚕　豆

一、简介

蚕豆，又称罗汉豆、胡豆、兰花豆、南豆、竖豆、佛豆，原产欧洲地中海沿岸，亚洲西南部至北非，相传西汉时张骞从西域引入中原。

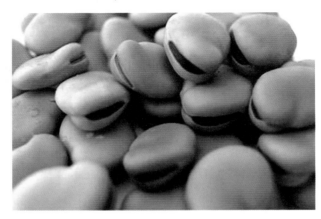

蚕豆的荚果呈扁平筒形，每荚内有种子2—4粒，种子扁平，略呈矩圆形。蚕豆种皮有青绿、乳白、灰白、黄、肉红、褐、紫等色，一般分为青皮蚕豆、白皮蚕豆和红皮蚕豆等，脐色有黑色与无色两类。

蚕豆按其籽粒的大小分为大粒、中粒和小粒三类。大粒蚕豆宽而扁平，其品质较好，常作为粮食或蔬菜食用；中粒蚕豆呈扁椭圆形；小粒蚕豆近圆形或椭圆形，产量高，但品质较差，多作为畜禽饲料或绿肥作物。

蚕豆营养丰富，是非常健康的豆类食物，可以制成多种美味的菜品，食用蚕豆不仅营养丰富而且具有抗病功效。

蚕豆的食用方法很多，可煮、炒、油炸，亦可浸泡后剥去种皮作汤。制成蚕豆芽，其味道也非常鲜美。

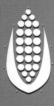

蚕豆粉可制作粉丝、粉皮等，也可加工成豆沙，制作糕点。

蚕豆加工后可制成罐头食品，还是制酱油、甜酱、豆瓣酱、辣酱等的原料，还能制成各种小食品。

二、营养价值

蚕豆每 100 克含蛋白质达 28.2 克，且氨基酸种类较为齐全，含 8 种必需氨基酸。100 克蚕豆中含脂肪 0.8 克、碳水化合物 49 克，且维生素含量丰富，含维生素 A 85 微克、维生素 B_1 0.37 毫克、维生素 B_2 0.12 毫克、维生素 C 16 毫克，维生素 E 1.2 毫克，含胡萝卜素 0.51 微克、叶酸 260 微克、泛酸 0.48 微克、硫胺素 0.31 毫克、核黄素 0.11 毫克、烟酸 2.7 毫克。蚕豆中所含矿物质元素含量较高且种类齐全，每 100 克含钙 49 毫克、铁 4.4 毫克、磷 339 毫克、钾 992 毫克、钠 2 毫克、铜 0.64 毫克、镁 113 毫克、锌 2.84 微克、硒 2.02 微克。

三、食用功效

医学认为，扁豆味甘、微辛，归脾、胃经，有治疗脾胃不键、水肿等病症的功效。

蚕豆中钙含量丰富，有利于骨骼对钙的吸收与钙化，能促进人体骨骼的生长发育。其蛋白质含量高，且不含胆固醇，可以预防心血管疾病。

蚕豆中含有的重要成分钙、锌、锰、磷脂等和丰富的胆石碱，具有调节大脑和神经组织、增强记忆力、健脑的作用。丰富的维生素 C 可以延缓动脉硬化，膳食纤维有降低胆固醇、促进肠蠕动的作用，因此，蚕豆对预防肠癌有一定的作用，是抗癌食品之一。

蚕豆含有致敏物质，过敏体质中有极少数人会产生不同程度的过敏症状,就是俗称的"蚕豆病",对蚕豆过敏者忌食。

四、食用方法

1.肉炒蚕豆

食材:蚕豆 500 克,黄瓜半根,彩椒,葱,盐,淀粉 10 克,生抽 15 毫升,猪肉 60 克,植物油。

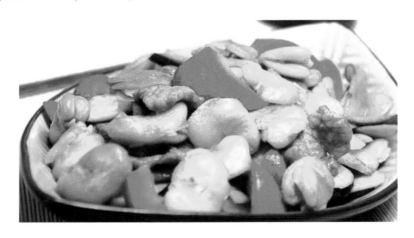

做法:

(1)将蚕豆剥皮浸泡一会儿。

(2)将猪肉、黄瓜、彩椒切片,葱姜切末。

(3)猪肉中加生抽、淀粉拌匀。

(4)锅内加入油,烧热,加入猪肉煸炒,待变色后加葱、姜爆香。

(5)加入沥干水的蚕豆翻炒,加入一碗清水,待水剩 1/4 时,加盐,加生抽。

(6)翻炒,汤汁基本收干时,加入黄瓜和彩椒片,翻炒均匀即可。

小贴士:蚕豆中蛋白含量较高,清炒后食用营养价值亦很高。

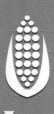

吃出营养 吃出健康——粗粮的科学吃味

2.腊肉蚕豆饭

食材:大米200克,蚕豆150克,腊肠100克,葱,姜,食盐,料酒1茶匙,食用油,生抽。

做法:

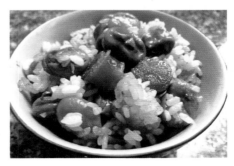

(1)将大米洗净,加煮饭用量的水,放入电饭锅煮饭。

(2)将腊肠切丁,葱姜切末。

(3)锅中放适量食用油,加葱、姜末爆香,加切好的腊肠丁煸炒。

(4)加入蚕豆、盐,沿锅边烹入料酒,加适量生抽煸炒1—2分钟。

(5)米饭煮至水分收干但还未跳到保温的状态时,将炒好的腊肉蚕豆盖在米饭上。

(6)把腊肉蚕豆铺平,盖上盖子,继续焖煮至跳到保温状态,保温10分钟,拌匀即可。

小贴士:蚕豆也可以与米一起入电饭锅,但颜色易变黄。蚕豆的清香和腊肠的香味结合,是一款营养丰富、颜色艳丽、钙含量丰富的主食,老少皆宜。

3.蚕豆炒虾仁

食材:鲜虾或虾仁,蚕豆,姜,生粉,盐,胡椒粉,油。

做法:

(1)将蚕豆洗净去皮。

(2)虾去皮挑去虾线,姜切成细末。

(3)虾仁中放入适量盐、生粉和胡椒粉,抓匀腌制。

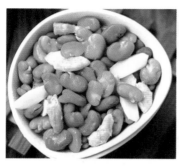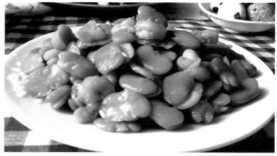

（4）将蚕豆放入加入盐和几滴油的开水中焯烫，沥干备用。

（5）用生粉、盐、白胡椒粉和适量的水调制水淀粉。

（6）烧热锅，加入适量的油，放入姜末，爆香后放入虾仁翻炒，待虾仁变色，加入焯过水的蚕豆一起翻炒。

（7）加入调好的水淀粉，大火收汁即可。

小贴士：蚕豆焯水时加入盐和几滴油，可以使蚕豆颜色更亮丽，也可以根据喜好加入小红椒、百合调色。

4.糖醋蚕豆

食材：蚕豆200克，姜，蒜，香葱，陈醋，生抽，糖，花椒粉，泡椒，盐。

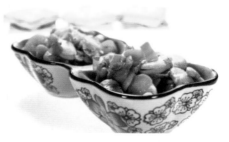

做法：

（1）将蚕豆洗净，去皮。

（2）将姜蒜切末，与泡椒一起放入小碗，加花椒粉、陈醋、生抽、糖和少许盐，再加入温开水，调成调味汁备用。

（3）把香葱切成葱花。

（4）锅中加水，沸腾后加入蚕豆，煮至大部分蚕豆浮上水面。

（5）捞出蚕豆并沥干水分。

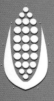

（6）热锅入凉油，加入沥干水的蚕豆，中小火煸炒至两面金黄，出现焦斑，关火。

（7）加入调味汁，拌匀，盖上锅盖焖5分钟，开火翻炒一次，关火继续焖10分钟。汤汁基本被吸收干净，加入葱花，拌匀出锅。

小贴士：喜食辣者，泡椒可以适量多放，但注意调节放盐量。糖亦可根据喜好增减。不加泡椒，即成为一款儿童喜爱的补钙健脑小零食。

5.蚕豆炒鸡蛋

食材：蚕豆150克，鸡蛋4个，剁椒。

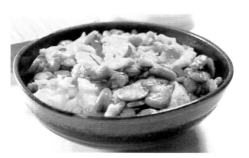

做法：

（1）将4个鸡蛋打散。

（2）锅中倒适量油，烧热后，倒入鸡蛋液，鸡蛋炒熟，关火，将鸡蛋盛起。

（3）用锅中的底油爆香剁椒，加入蚕豆煸炒，炒2分钟后加入适量开水，水量没过蚕豆，盖上盖子焖煮至水煮干，倒入炒好的鸡蛋，加适量盐，翻炒2分钟即可。

小贴士：若不喜欢辣口味，可以不加剁椒，以葱和姜替代，炒出香味后加蚕豆亦可。出锅前，可以加少许糖提鲜。

6.蚕豆泥

食材：新鲜蚕豆300克，30克白砂糖，15克黄油。

做法：

（1）将蚕豆洗净，去皮。

（2）在锅中放入清水后煮至水沸腾，将蚕豆放入锅中，盖上锅盖煮熟，捞出来，放凉。

（3）将煮烂的蚕豆放入料理机打碎。

（4）将白砂糖和黄油放进蚕豆泥中，搅匀。

（5）放入冰箱，冷藏 2 小时，取出。

（6）将蚕豆泥放进模具中做成不同的形状即可。

小贴士：若不用料理机，可以将煮好的蚕豆装入保鲜膜袋，用擀面杖压成泥亦可。

7.蚕豆豆腐煲

食材：蚕豆 100 克，豆腐 100 克，香菇，盐，白胡椒粉，植物油，香油。

做法：

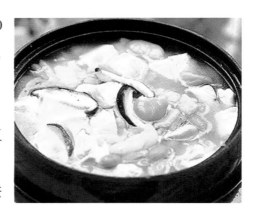

（1）将豆腐切小方块，蚕豆洗净去皮。

（2）锅中放油，煸香新鲜蚕豆瓣和香菇。

（3）加入适量水，放入豆腐块。

（4）大火将水煮沸后，转小火约炖 15 分钟。

（5）出锅前放盐和少许细砂糖，撒白胡椒粉，淋少许香油提味，出锅即可。

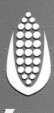

小贴士：香菇用金针菇替代，可以做成美味的蚕豆金针豆腐汤，是一款营养美味的补钙汤品。

8.蚕豆银鱼汤

食材：蚕豆100克，银鱼20克，植物油，盐。

做法：

（1）将银鱼干洗净，用清水泡发。

（2）将新鲜蚕豆洗净，去皮。

（3）热锅冷油，加入泡发沥干水的银鱼，翻炒1分钟，倒入开水，水量没过银鱼半厘米即可。

（4）大火烧开后转小火，盖上盖子约10分钟，锅内汤变白后，转大火加入蚕豆。

（5）小火煮至蚕豆变熟，放盐调味。

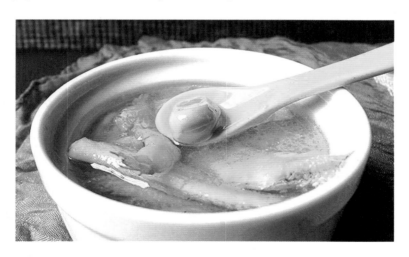

小贴士：银鱼汤味道鲜美，不用加其他调味料。

9.蚕豆米粉肉丸汤

食材：蚕豆 150 克，猪肉馅 200 克，粉丝 1 把，葱、姜，料酒 1 茶匙，生抽 1 茶匙，胡椒粉，植物油，鸡蛋清 1 个，淀粉 10 克，香油 1 茶匙，盐。

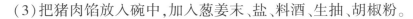

做法：

（1）将蚕豆洗净，去皮。

（2）将粉丝用冷水泡软。

（3）把猪肉馅放入碗中，加入葱姜末、盐、料酒、生抽、胡椒粉。

（4）沿同一方向搅打均匀，加入半个蛋清和一勺淀粉，继续搅打至黏稠。

（5）锅中加入适量水，大火烧开后加入蚕豆煮 3 分钟，改小火。

（6）将做好的小肉丸，用汤匙加入锅中。

（7）调成中火煮至肉丸子快熟时，放入泡好的粉丝，继续煮 2 分钟即可。

小贴士：猪肉馅用羊肉馅替代，加入适量冬瓜，更适合冬季食用。

10.蚕豆炖排骨

食材：排骨 500 克，蚕豆 50 克，葱、姜、蒜、花椒、八角，盐，植物油，料酒。

做法：

（1）将蚕豆洗净，姜切片。

（2）将排骨焯水备用。

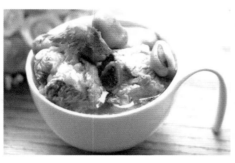 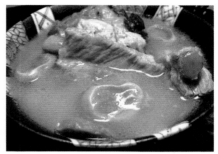

（3）热锅冷油，爆香八角和花椒，捞出，倒入大蒜和生姜片。

（4）加入蚕豆翻炒至变色加入水，加1汤匙料酒。

（5）汤汁烧到八成热，转入砂锅内。

（6）加入切好的排骨，大火烧开后转小火慢炖1.5小时。

（7）加入盐、香葱调味出锅。

小贴士：该款汤味道鲜美，可以用来泡饭。

第三章　块茎类

第一节　红　薯

一、简介

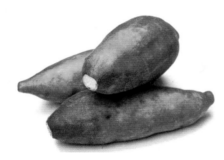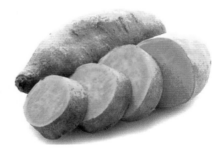

红薯又名红玉、甘薯、番薯、番芋、山药（河北）、地瓜（北方）、白薯、金薯、甜薯、朱薯、枕薯、番葛、白芋等。

红薯为地下块根，呈纺锤形，外皮土黄色或紫红色。

红薯富含蛋白质、淀粉、果胶、纤维素、氨基酸、维生素及多种矿物质，有"长寿食品"的美誉。

二、营养价值

每500克红薯可产热能约635千卡，含蛋白质11.5克、糖14.5克、脂肪1克、钙90毫克、铁2克、磷100毫克、胡萝卜素0.5毫克，还含有维生素B_1、维生素B_2、维生素C以及烟酸、亚油酸等，其中维生素

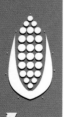

B_1、维生素 B_2 的含量分别比大米高 6 倍和 3 倍。

红薯中蛋白质的组成比较合理,必需氨基酸含量高,尤其是粮谷类食品中比较缺乏的赖氨酸在红薯中含量较高。此外红薯中含有丰富的维生素(胡萝卜素、维生素 A、维生素 B、维生素 C、维生素 E),其淀粉也很容易被人体吸收。

三、食用功效

明代李时珍《本草纲目》中记有"甘薯补虚,健脾开胃,强肾阴",并说海中之人食之长寿。《本草纲目拾遗》中记录红薯能补中、和血、暖胃、肥五脏。《金薯传习录》中注明红薯有 6 种药用价值:治痢疾和泻泄;治酒积和热泻;治湿热和黄疸;治遗精和白浊;治血虚和月经失调;治小儿疳积。《陆川本草》中记载,红薯能生津止渴,治热病口渴。中医视红薯为良药,有抗癌、保护心脏、预防肺气肿、糖尿病、减肥等功效。

红薯的保健功效显著,红薯中富含钾、β-胡萝卜素、叶酸、维生素 C 以及维生素 B_6,这 5 种成分均有助于预防心血管疾病,因此,常食用红薯有益于心脏健康。

美国堪萨斯大学的一项动物实验发现,吸烟的大鼠体内维生素 A 含量水平较低,容易发生肺气肿;而进食富含维生素 A 食物的吸烟大鼠则肺气肿发病率明显降低。生活中,吸烟者若每天食用一些富含维生素 A 的红薯,可以预防肺气肿。

奥地利维也纳大学的一项临床研究表明,Ⅱ型糖尿病患者服用白皮红薯提取物有助于控制血糖。

在中国有两个长寿之乡,当地农民常以番薯作为主食。目前,在日本、美国等一些国家把番薯作为婴幼儿的辅助食品。

研究显示红薯是低脂肪低热能的食物,能有效地阻止糖类变为脂肪,有利于减肥健美,可防止亚健康且有利于通便排毒。另外,红薯所含的类似雌性激素的物质,对保护人体皮肤、延缓衰老有一定作用。

红薯中的膳食纤维含量高,且含有多种不易被消化酶破坏的纤维素和果胶,可有效刺激消化液分泌及肠胃蠕动,起到预防便秘和结肠癌的作用。从红薯中提取的活性物质——去雄酮,能有效抑制结肠癌和乳腺癌的发生,因此红薯是人们抗癌、防病、减肥的食品。

红薯食用时应注意如下几点:

(1)有黑斑的红薯不宜食用,红薯黑斑里的病毒不易被高温破坏与杀灭,容易引起中毒,出现发热、恶心、呕吐、腹泻等中毒症状。

(2)红薯不宜与柿子同时食用,红薯的主要成分是淀粉,食用后会使胃酸增多,若与柿子同食,与柿子中所含的单宁、果胶起凝聚作用,会形成硬块,引起胃部不适甚至溃疡。因此,红薯与柿子食用时应该至少相隔五个小时以上。

(3)食用量不宜太大。红薯含有一种氧化酶,这种酶容易在人的胃肠道里产生大量二氧化碳气体,如红薯吃得过多,会使人腹胀、呃逆、放屁。

(4)中医认为,湿阻脾胃、气滞食积者应慎食红薯。

四、食用方法

1.红薯饼

食材:红薯 300 克,糯米粉 150 克,白芝麻。

做法:

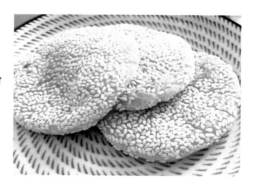

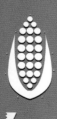

（1）将红薯去皮切片，上锅蒸熟，趁热压成泥。

（2）在红薯泥中加入糯米粉，拌匀。

（3）将红薯泥和糯米粉揉成团，搓成长条。

（4）切成大小均匀的剂子，搓圆，压扁成饼。

（5）粘上芝麻。

（6）平底锅中加少量油，将红薯饼煎至两面金黄即可，或用烤箱加热至170℃，放中层烤10分钟。

小贴士：粘上芝麻后在案板上轻轻压一下，使芝麻粘得更牢固。切剂子时，约是饺子剂子的2倍即可。适量加入淀粉，也不影响效果。亦可根据喜好包入馅料，如豆沙，做成美味的红薯豆沙饼。若用模具做出可爱的造型，则既美观又可增进食欲。

2.芝士红薯

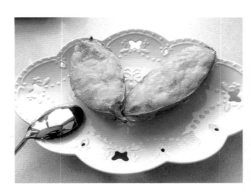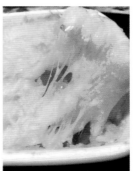

食材：红薯1个（约250克），芝士1片，黄油25克，白糖20克，牛奶30毫升，蛋黄1个（刷在表面用）。

做法：

（1）将红薯洗净，保留表面水分，用一张厨房纸包好，并在纸巾表面拍点水，保持湿润。

（2）把包好的红薯放入微波炉，高火加热 5 分钟至熟。取出对半剖开，用勺子挖出红薯肉，红薯表皮留 0.2 厘米左右厚的红薯肉。

（3）把挖出的红薯肉趁热用勺子按压成泥。

（4）加入白糖、黄油和切碎的芝士，倒入牛奶，搅拌均匀。

（5）把搅拌好的红薯肉加到挖空的红薯托中。

（6）表面再撒一些碎芝士，刷上蛋黄液。

（7）烤箱预热至 180℃。

（8）将红薯托放置于烤箱的中层，180℃烤 20 分钟即可。

小贴士：微波炉加热时间可根据红薯的大小和微波炉的功率来调整，一般 5—8 分钟为宜。牛奶的添加量，要根据红薯的干湿度添加，较干的红薯，可以适量多添加。用马苏里拉芝士更方便。该款甜品适合趁热食用，凉了影响口感。

3.拔丝红薯

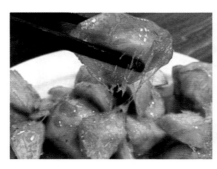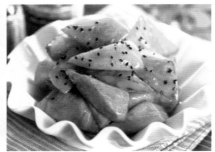

食材：红薯 500 克，色拉油 50 毫升，白糖 50 克，植物油。

做法：

（1）将红薯去皮切块，沥干水分备用。

（2）锅中加色拉油，烧至六成热，加红薯块不断翻炒。

（3）中火炸至金黄色。

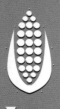

（4）捞出沥油备用。

（5）锅中留底油，加入白糖，用铲子不断地搅拌，至糖炒化，颜色变深起泡后，倒入炸好的红薯，让糖液均匀地包裹住红薯，盛出即可。

小贴士：红薯块沥干水分再下锅炸，以免溅油。白糖一定要炒至起泡。盛放的盘子可以稍微刷点植物油，便于后续清洗。

4.红薯麻团

食材：红薯300克，糯米粉450克，白芝麻。

做法：

（1）将红薯去皮煮熟，趁热压成泥。

（2）加入糯米粉和成软面团。

（3）将和好的面团分成若干小剂子，搓圆。

（4）裹上白芝麻。

（5）锅中加色拉油，油温热时下麻团，保持中小火，待表皮稍硬后翻一翻。

（6）炸成金黄色出锅。

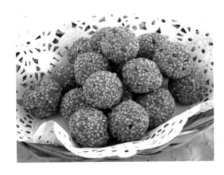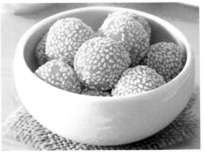

小贴士：一定要温油下麻团，中小火慢炸。火太大就会外焦内生。麻团中可以包入自己喜欢的馅料，别有风味。

5.红薯丝丸子

食材:红薯 1 个,面粉 300 克,绵白糖 60 克,植物油。

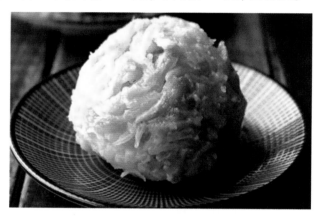

做法:

(1)将红薯削皮,洗净,擦成丝。

(2)将红薯丝装进一个略深的容器里,调入面粉和绵白糖。

(3)调入适量清水,搅拌均匀。

(4)捏成丸子形状,上笼屉蒸 15 分钟即可。

小贴士:可以加入适量萝卜丝、土豆丝,做成三丝丸子,营养更丰富。若不喜欢甜口味,也可以加适量盐。擦丝不能太粗,否则不易成型。加一颗鸡蛋也有助于成型。

6.红薯年糕甜汤

食材:红薯半个,年糕半袋,冰糖,白糖。

做法:

(1)将红薯去皮洗净,红薯和年糕切成丁。

(2)汤锅中放水,加入红薯丁和冰糖一起煮开,1 分钟后,加入年

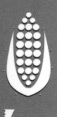

糕,一起再煮 2 分钟。

　　(3)加少许糖调味即可。

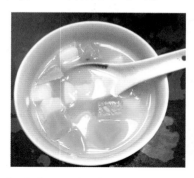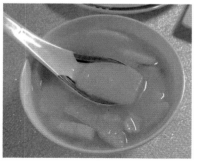

　　小贴士:红薯、年糕切丁时不宜太大,与冰糖块大小类似即可,否则会延长熬煮时间。也可以直接用片状年糕。

7.苹果红薯牛奶羹

　　食材:红薯 1 个,苹果 1 个,牛奶适量。

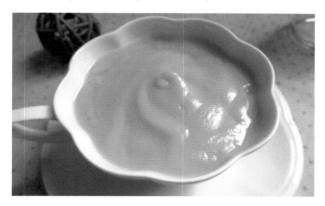

做法:

(1)将红薯去皮,切片,蒸熟后放入料理机里。

(2)将苹果切块,放入料理机。

(3)加少量牛奶,一起搅拌成糊状态即可。

　　小贴士:该款羹营养丰富,老少皆宜,红薯、苹果和牛奶的比例可以根据需求搭配。

8.红薯蔬菜小甜饼

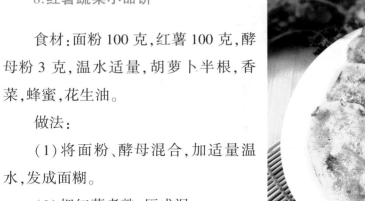

食材:面粉 100 克,红薯 100 克,酵母粉 3 克,温水适量,胡萝卜半根,香菜,蜂蜜,花生油。

做法:

（1）将面粉、酵母混合,加适量温水,发成面糊。

（2）把红薯煮熟,压成泥。

（3）把胡萝卜擦成细丝。

（4）把红薯泥、胡萝卜丝、香菜末都加入发面糊里,拌匀。

（5）将电饼铛抹油加热,在心形煎蛋模具内侧抹油,舀入面糊煎制,煎至两面金黄即可。

（6）食用时撒糖粉或淋蜂蜜。

小贴士:红薯小甜饼颜色金黄,口感松软,是早餐和晚餐点心的不错选择,不加糖粉、蜂蜜也香甜可口。

9.红薯烧肉

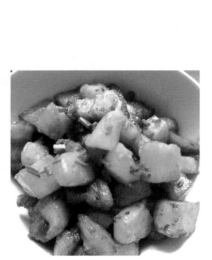

食材:五花肉,红薯,色拉油,老抽,冰糖。

做法:

（1）将红薯去皮,切成块,入清水中浸泡30分钟。

（2）将五花肉洗净切块。

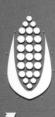

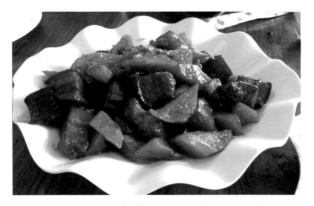

（3）锅中加水，加入五花肉沸腾后去除浮沫，捞出用温水洗净，沥干水分。

（4）热锅冷油，加入五花肉小火煸炒至油脂溢出，加适量老抽，煸炒上色，加入温水，大火烧开。

（5）加几块冰糖，转小火煮制30分钟。

（6）加入红薯，中小火煮至红薯熟即可。

小贴士：红薯易熟，不宜太早下锅。冰糖可依个人口味，加或者不加均可。

10.红薯干

食材：红薯2个。

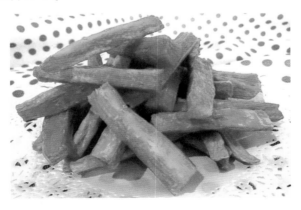

做法:

(1)将红薯削皮洗净,切成均匀的条。

(2)把红薯条放入烤箱高火烤 4 分钟。

(3)烤盘内铺锡纸,90℃上下盘加热慢慢烤制 1 小时以上。

小贴士: 红薯也可以蒸熟或煮熟,烤箱温度可以自己调节,掌握不烤煳即可。但温度不宜太高,否则红薯外皮太干,不利于中间水分的散失。

11.酸奶红薯

食材:红薯 1 个,蓝莓干,蔓越莓干,酸奶 1 瓶。

做法:

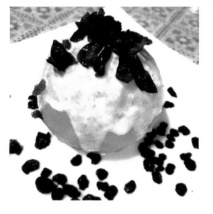

(1)将红薯去皮洗净切块,上锅小火蒸熟后压成泥。

(2)戴上一次性手套,把压成泥的红薯捏成球状,摆在盘子上。

(3)把酸奶倒在红薯球的上方。

(4)撒上蓝莓干和蔓越莓干即可。

小贴士: 夏季食用,可以把红薯泥和酸奶在冰箱里降降温,就是一款孩子们喜爱的酸甜可口的小点心。

12.红薯银耳羹

食材:红薯 120 克,银耳 15 克,枸杞子适量,冰糖 60 克。

做法:

(1)将银耳泡发,撕成小朵。

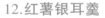
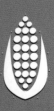

（2）将红薯洗净，切块。

（3）把银耳倒入沙煲，加入适量冷水，大火煮开，小火炖煮 20分钟。

（4）加入红薯，中小火炖煮 15 分钟。

（5）加入冰糖，小火炖煮 5—10 分钟即可。

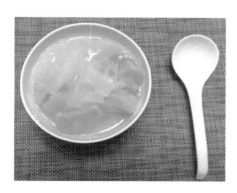 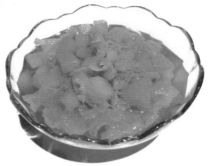

小贴士：红薯银耳羹食用后可抑制脂肪形成、养颜排毒、滋养身体，是健康的养颜排毒食品。温热食用为宜。

第二节　山　药

一、简介

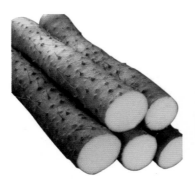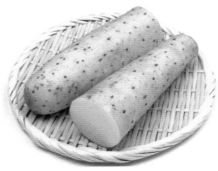

　　山药又称薯蓣、土薯、山薯蓣、怀山药、淮山药、白山药,属多年生蔓性植物,具根状茎,是食用、药用或保健用之重要作物之一,具高产及富含营养之特色。山药被栽培与利用的历史很早,在《山海经》《本草衍义》《图经本草》《新修本草》《齐民要术》等本草典籍中均有记载,在《神农本草经》中将山药列为上品药材。山药具有滋养强壮、助消化、敛虚汗、止泻之功效,主治脾虚腹泻、肺虚咳嗽、糖尿病消渴、小便短频、遗精、妇女带下及消化不良的慢性肠炎,还具有防治糖尿病的作用。

　　山药从肉质上可分为水山药和绵山药两大类,从外形上可分为长山药、扁山药、圆山药三种。长山药在我们生活中较为常见,如麻山药、铁棍山药、水山药等圆柱形品种。铁棍山药是品质最好的长山药,该品种产量低,亩产2000斤。细毛山药是山东济宁地区的一个地方性品种,这个品种的品质也较好,亩产山药2000—3000斤。麻山药在河北的种植面积很大,直径比铁棍山药、细毛山药要粗,一般亩产4000

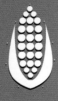

斤左右,根毛比较密,表皮不光滑,吃起来口感带一点点麻,口感较面。水山药以江苏北部盛产,水山药的含水量超过 86%,炒食或生食比较脆,在外观上比较好。水山药炖或煮食时,吃起来口感不好,不面,炒着拌着吃时比较脆。

山药品种多、种植广、营养价值高且有较多的食用功效,在现代生活中越来越受到人们的青睐。

二、营养价值

根据《中国食物成分表》显示每 100 克山药的热能为 56 千卡,含蛋白质 1.9 克、脂肪 0.2 克、碳水化合物 12.4 克、维生素 A 3 微克、胡萝卜素 20 微克、维生素 C 5 毫克,此外,还含有钾 213 毫克、钙 16 毫克、镁 20 毫克、铁 0.3 毫克、硒 0.55 毫克和锌 0.27 毫克。山药中还含有薯蓣皂苷及 B 族维生素。山药中的黏性物质是由甘露聚糖与球蛋白结合而成的黏蛋白。

三、食用功效

山药中含有能够分解淀粉的淀粉糖化酶,其含量是萝卜中含量的 3 倍,胃胀时食用,可以促进消化,去除不适症状,起到改善脾胃消化吸收功能的作用,是一味平补脾胃、助消化的药食两用佳品。

山药中含有丰富的黏蛋白、淀粉酶、皂苷、游离氨基酸、多酚氧化酶等物质,使其具有滋补作用。因此,山药常作为病后康复食补的选择,具有强健机体、滋肾益精的作用。山药中的皂苷、黏液质有润滑、滋润的作用,具有益肺气、养肺阴,治疗肺虚、痰多、久咳之症的功效。

山药中几乎不含脂肪,且黏蛋白能预防心血管系统中脂肪的沉积,可以防止动脉过早地发生硬化。山药中的皂苷能够降低胆固醇和甘油三酯,对高血压和高血脂等具有改善作用。山药可增加人体中的 T 淋巴细胞,有提高人体免疫力、延缓细胞衰老的功效。山药所含的胆碱是与学习记忆有关的神经传递物质——乙酰胆碱的物质基础,研究表明,山药具有镇静作用,可以抗肝昏迷。

山药含有多种微量元素及丰富的维生素和矿物质,尤其钾的含量较高,所含热量又相对较低,经常食用,可以起到减肥健美的功效。

四、食用方法

1.山药白萝卜粥

食材:糯米,大米,山药,白萝卜。

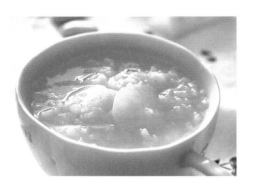

做法:

(1)将糯米和大米洗净浸泡10分钟。

(2)将山药去皮切段,用清水浸泡。

(3)将白萝卜去皮切小块。

(4)锅中水烧开后放入糯米、大米、山药,熬制20分钟。

(5)加入白萝卜煮至粥黏稠,加入适量盐调味即可。

小贴士:山药白萝卜粥是一款咸粥,味美清淡,有滋养强壮、助消化、顺气等功效。可以根据个人喜好加葱花,也可以将白萝卜换成红萝卜。

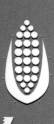

2.玫瑰山药泥

食材:山药 500 克,玫瑰花茶适量,奶粉 2 勺,细砂糖适量,蜂蜜。

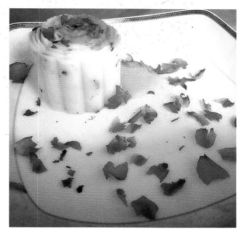

做法:

(1)将山药去皮,清洗,切段后入锅蒸熟,蒸熟后放入盆中。

(2)趁热放入干玫瑰花、奶粉、细砂糖,把山药碾成泥,搅拌均匀。

(3)用模具造型。

(4)淋少许蜂蜜。

小贴士:山药口感细腻,口味清甜,入口有玫瑰的清香,是一款制作简单、味道香甜的甜点,具有健脾除湿气、美容养颜的功效。

3.山药汁

食材:山药 200 克,冰糖 10 克。

做法:

(1)将铁棍山药去皮,洗净,切段。

(2)把山药段加入豆浆机内。

(3)加适量水到刻度线。

(4)豆浆机选择米糊功能,开始制作山药汁。

(5)程序结束后,加入少许冰糖调味或者就直接喝原味的。

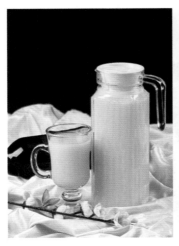
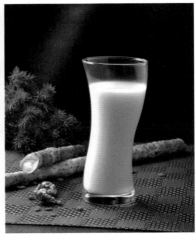

小贴士：山药汁清甜甘爽，清香怡人，是一款老幼皆宜的饮品。可以加入适量的牛奶，营养更加全面。也可以先将山药蒸熟，加牛奶或水榨成汁饮用。女性饮用有助于提高皮肤的光泽度和弹性。

4.清炒山药

食材：山药 300 克，青椒半个，红彩椒半个，盐，白醋，洋葱。

做法：

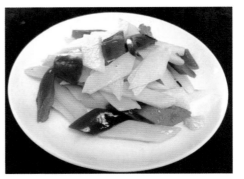

（1）将山药去皮，洗净，切段。

（2）将青椒、彩椒洗净切块。

（3）热锅冷油，加入洋葱两小片爆香，再加入山药、青椒、彩椒翻炒 5 分钟。

（4）出锅时加盐、白醋即可。

小贴士：山药一边切一边放入冷水里，否则表面容易变黑。山药容易糊锅，翻炒一定要快。

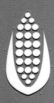

5.山药萝卜排骨汤

食材:猪大排 500 克,山药 300 克,姜,盐,香葱,料酒,香叶。

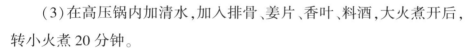

做法:

(1)将排骨洗净,在开水锅内焯一下捞出,用温水漂净备用。

(2)将山药去皮,洗净,放清水中浸泡。

(3)在高压锅内加清水,加入排骨、姜片、香叶、料酒,大火煮开后,转小火煮 20 分钟。

(4)将高压锅排出压力后,加入切好段的山药,盖好盖,大火煮开,关火。

(5)待高压锅自动泄压完成后,开锅,放盐、葱花即可。

小贴士:在给山药去皮时其黏液容易引起皮肤瘙痒,戴手套处理最好。如果山药汁弄到手上,水中加少量食醋,浸泡双手 5 分钟,会起到缓解作用。

6.山药萝卜炒肉丁

食材:山药半根,猪肉 150 克,胡萝卜半根,黄瓜 1 根,色拉油,盐,蒜,料酒,白糖 2 克。

做法:

(1)将山药、胡萝卜去皮清洗。

(2)将山药、胡萝卜、黄瓜和肉都切成差不多大小的丁。

(3)把油锅烧热,加入蒜末爆香,再加入肉丁,迅速翻炒至变色。

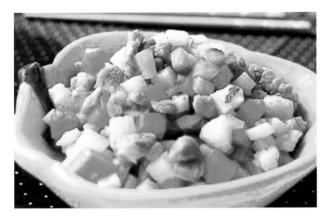

（4）加少许料酒再略翻炒即可出锅。

（5）再起油锅，先加入胡萝卜丁翻炒，然后加入山药和黄瓜丁，翻炒片刻后加入炒好的肉丁，炒匀后加入盐和糖调味后即可。

小贴士：不喜欢甜味可以不加糖，加适量糖只是为了提鲜。

7.剁椒山药

食材：山药，剁椒，香葱，白醋，鸡精，花生油，盐，大蒜，味极鲜，水淀粉。

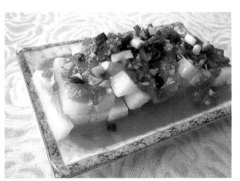

做法：

（1）把山药去皮切长条。

（2）山药装盘蒸十分钟。

（3）将香葱洗净切末，大蒜切末。

（4）热锅凉油，加大蒜末、剁椒翻炒出香味，加盐和少许味极鲜翻炒均匀，加鸡精并加水淀粉煮开，撒上香葱末出锅，把汤汁浇在山药上即可。

小贴士：剁椒是咸的，加盐要注意少一些。山药很容易氧化，切条

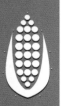

后可以在凉水中加白醋浸泡一下。

8.山药炒羊肉

食材：羊肉 200 克,山药 1
根,红绿尖椒各 1 个,盐,姜,蒜,
料酒 1 大勺,生抽,大葱 1 段,植
物油,白胡椒粉适量。

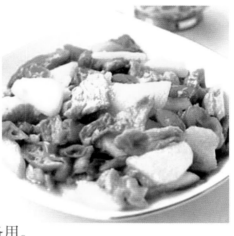

做法：

（1）将羊肉切成片,葱、姜、
蒜切片,红绿椒切圈。

（2）将山药去皮后切成厚点
的片,入开水锅中煮 10 秒钟捞出备用。

（3）锅内加少许油,烧热,加羊肉片炒变色后盛出。

（4）另起锅加适量油,爆香葱、姜、蒜,下入羊肉片、红绿椒圈、料
酒、生抽翻炒。

（5）加盐和白胡椒粉后用大火炒匀即可。

小贴士:羊肉是温补的食材,配合山药,对于咳嗽、慢性支气管炎、
虚寒哮喘等患者有一定的疗效。

第三节　马铃薯

一、简介

马铃薯又名洋芋、土豆、洋山芋、山药蛋、馍馍蛋、地蛋，属茄科多年生草本植物，块茎可供食用，是全球第四大重要的粮食作物，仅次于小麦、稻谷和玉米，与小麦、稻谷、玉米、高

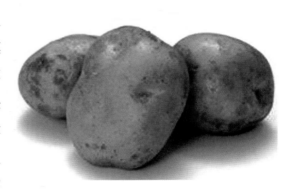

粱并称为世界五大作物。在我国，山西人爱说"山药蛋宝中宝，顿顿饭离不了"。在法国，土豆被称作"地下苹果"。土豆营养素齐全，而且易被人体消化吸收，在欧美享有"第二面包"的称号。

马铃薯原产于南美洲的安第斯山区，人工栽培历史最早可追溯到大约公元前8000年到公元前5000年的秘鲁南部地区。目前，马铃薯主要生产国有中国、俄罗斯、印度、乌克兰、美国等。中国是世界马铃薯总产最多的国家。

我国2015年启动了马铃薯主粮化战略，推进把马铃薯加工成馒头、面条、米粉等主食。在我国，马铃薯将逐渐成为稻米、小麦、玉米外的又一主粮。世界范围内，各国都十分注意马铃薯的生产加工，常见食品有法式冻炸薯条、炸薯片、马铃薯速溶全粉、马铃薯淀粉以及花样繁多的糕点、蛋卷等，为数达一百多种。

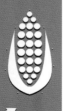

二、营养价值

一般,在新鲜的马铃薯中,淀粉占 9%—20%,蛋白质占 1.5%—2.3%,脂肪含量为 0.1%—1.1%,粗纤维为 0.6%—0.8%。每 100 克马铃薯中的热能为 318 千焦,含钙 5—8 毫克,磷 15—40 毫克,铁 0.4—0.8 毫克,钾 200—340 毫克,碘0.8—1.2 毫克,胡萝卜素 12—30 毫克,硫胺素 0.03—0.08 毫克,核黄素 0.01—0.04 毫克,烟酸 0.4—1.1 毫克。

马铃薯块茎中含有大量的淀粉。淀粉是食用马铃薯的主要能量来源。一般早熟品种马铃薯含有 11%—14% 的淀粉,中晚熟品种含有 14%—20% 的淀粉,高淀粉品种的块茎可达 25% 以上。此外,块茎中还含有葡萄糖、果糖和蔗糖等。

马铃薯块茎含有 2% 左右的蛋白质,薯干中蛋白质含量为 8%—9%。研究表明,马铃薯的蛋白质营养价值很高,其品质相当于鸡蛋的蛋白质,易于消化、吸收,优于其他作物的蛋白质。且马铃薯的蛋白质中含有 18 种氨基酸,包括人体不能合成的各种必需氨基酸,包括赖氨酸、色氨酸、组氨酸、精氨酸、苯丙氨酸、缬氨酸、亮氨酸、异亮氨酸和蛋氨酸等。

马铃薯块茎含有多种维生素和无机盐。马铃薯也是所有粮食作物中维生素含量最全的,其含量相当于胡萝卜的 2 倍、大白菜的 3 倍、番茄的 4 倍,B 族维生素含量更是苹果的 4 倍。特别是马铃薯中含有禾谷类粮食所没有的胡萝卜素和维生素 C,其所含的维生素 C 是苹果的 10 倍、西红柿的 4 倍,维生素 C 的含量为蔬菜之最。专家们发现,在苏联、保加利亚、厄瓜多尔等国著名的长寿之乡里,人们的主食就是马铃薯。从营养角度来看,它比大米、面粉具有更多的优点,被称为"十全十美的食物"。实验证明,0.25 千克的新鲜马铃薯中的维生素可提供一个人一昼夜消耗的需求。马铃薯中的维生素 C，是日常食用的大米、白面中所没有的，马铃薯块茎中还含有维生素 A、维生素 B_1、维生素 B_2、维生素 PP、维生素 E、维生素 B_3、维生素 B_6、维生素 M 和生物素 H 等，均对人体健康十分有益。另外，马铃薯中的无机盐如钙、磷、铁、钾、钠、锌、锰等，也是人的健康及幼儿发育成长所不可缺少的。

三、食用功效

马铃薯可作为蔬菜制作佳肴，也可作为主粮。马铃薯营养丰富全面，具有多种食疗功效，广为消费者喜爱。

中医认为，马铃薯"性平味甘无毒，能健脾和胃，益气调中，缓急止痛，通利大便，对脾胃虚弱、消化不良、肠胃不和、脘腹作痛、大便不畅的患者效果显著"。

现代研究发现，马铃薯可以调理消化不良的病症，且对胃病和心脏病患者有一定疗效。马铃薯淀粉在人体内吸收速度慢，是糖尿病患者的理想食疗蔬菜；马铃薯中含有大量的优质纤维素，在肠道内可以供给肠道微生物大量营养，促进肠道微生物生长发育；马铃薯还可以促进肠道蠕动，保持肠道水分，有预防便秘和防治癌症等功效；马铃薯中的钾含量高，每周食用五六个马铃薯，可使患中风的概率下降 40%。

食用马铃薯，有助于排遣负面情绪。上班一族，有时容易受到抑郁、不安等负面情绪的困扰，马铃薯含有维生素 C 以及矿物质和营养元素，食用后有益于改善人的精神状态。

马铃薯块茎中含有丰富的膳食纤维，并含有丰富的钾盐，属于碱性食品。有资料表示，马铃薯中的膳食纤维含量与苹果接近，因此胃肠对土豆的吸收较慢。食用土豆后，停留在肠道中的时间比米饭长的

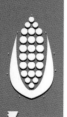

多,所以更具有饱腹感,同时还能帮助带走一些油脂和垃圾,具有一定的通便排毒的作用。

研究表明,马铃薯中的淀粉是一种抗性淀粉,具有缩小脂肪细胞的作用。因此,马铃薯被誉为减肥食品。另外,马铃薯是非常好的高钾低钠食品,很适合水肿型肥胖者食用。

四、食用方法

1.土豆火腿早餐饼

食材:土豆1个,香肠1个,胡萝卜半根,小香芹少许,面粉,盐。

做法:

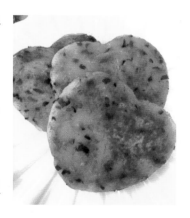

(1)将土豆洗净切片,放锅里面蒸熟,压成土豆泥。

(2)将胡萝卜、香芹和香肠切小粒。

(3)把胡萝卜、香芹和香肠粒放入土豆泥中搅拌均匀。

(4)加入适量面粉和盐,和成比较软的土豆面团。

(5)把土豆面团擀成一定厚度的饼,用饼干模具在饼上按压出自己喜欢的形状。

(6)锅中刷少许的油,锅热后放入土豆饼,小火慢煎至两面金黄即可出锅。

小贴士:香肠也可以用瘦肉丁替代,是一款让孩子百吃不厌的营养早餐。

2.培根烤土豆

食材：土豆 2 个，培根 4 大片，孜然粉少许，孜然粒少许，白芝麻少许，盐，橄榄油。

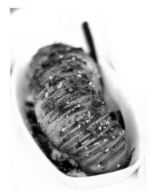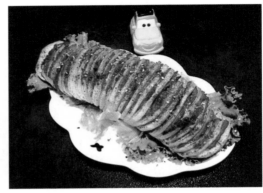

做法：

（1）将土豆洗净，切成 0.5 厘米的片，底部不要切断，用锡纸包裹好。

（2）将烤箱预热至 250℃，将裹好锡纸的马铃薯放在烤盘中部，放入烤箱中层，上下火，烤 25—30 分钟。

（3）将培根切成与土豆匹配的大小片，用孜然粉、盐、橄榄油拌匀腌 10 分钟。

（4）将土豆烤好后剥去锡纸，把腌制好的培根夹入土豆里。

（5）再撒上一层孜然粉和盐，刷一层橄榄油，最后再撒上孜然粒和白芝麻。

（6）烤箱加热至 200℃，放中层，不用包裹锡纸，烤制 15 分钟左右即可。

小贴士：烤制时间可以根据烤箱功率和土豆大小进行调整。

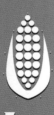

3.土豆番茄浓汤

食材：土豆 1 个，番茄 1 个，盐。

做法：

(1)将土豆切片 5 毫米左右厚度或切块。

(2)锅中加油，烧热，加入切好的土豆翻炒出香味，盛出。

(3)锅中加油，烧热，番茄下锅翻炒至炒出番茄汁，盛在碗里。

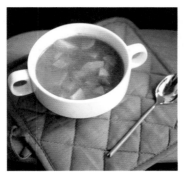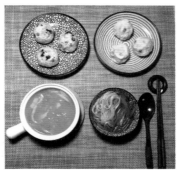

(4)把土豆和番茄汁倒进汤锅，加适量的清水、盐。

(5)煮至土豆熟即可出锅。

小贴士：土豆可以随意切形状，薄片可以节省煮制时间。这是一款酸爽的减肥汤品。

4.土豆丝火腿蛋

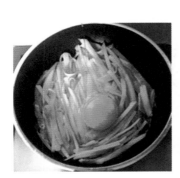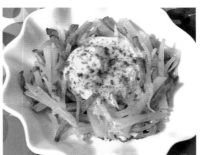

食材:土豆1个,火腿片2片,鸡蛋1个,混合胡椒碎。

做法:

(1)将马铃薯去皮,洗净,切细丝备用。

(2)将火腿片切成丝。

(3)将马铃薯丝和火腿丝拌匀。

(4)平底锅里加入少许油,将马铃薯丝和火腿丝倒入锅中翻炒。

(5)炒香变软后,打入鸡蛋,小火煎4—5分钟。

(6)煎至金黄后,关火,盖上盖子焖1分钟。

(7)在表面撒上混合胡椒碎即可。

小贴士:一定要小火煎制,否则容易煳。也可加入适量胡萝卜丝,营养更丰富,色彩更漂亮。而且胡萝卜中丰富的胡萝卜素有益于增强视力。

5.西班牙土豆煎蛋饼

食材:土豆1颗,鸡蛋3颗,洋葱半颗,黑胡椒粉,盐。

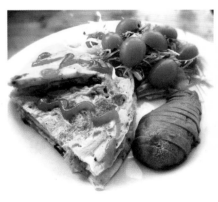 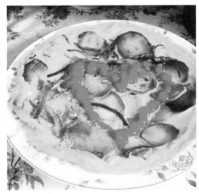

做法:

(1)将土豆去皮,洗净,切成薄片,用清水冲去土豆片表面的淀粉待用。

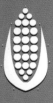

（2）将洋葱切丝，鸡蛋打散，加盐。

（3）平底锅内加少许油，烧热，放土豆片入锅，慢慢煎至边缘微微焦黄。

（4）加入洋葱丝，煸炒至出香味，撒入黑胡椒粒（量稍多一点）和盐。

（5）把打散的鸡蛋液倒入锅中，不要搅动，中小火煎2—3分钟。

（6）待锅中蛋饼底部凝固定型后，小心把饼翻过来，中小火煎制另一面2分钟左右，至蛋饼另一面也凝固。

（7）出锅后切成小块，淋上番茄酱即可。

小贴士：土豆切片后如果不马上做，要把土豆片浸泡在清水中以防止变色。土豆切好要冲洗掉表面的淀粉，这一步不可省略，否则易粘锅。

6.土豆虾球

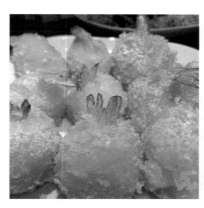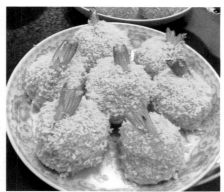

食材：土豆2个（400克左右），鲜虾10只，盐，白胡椒粉，料酒，鸡蛋1个，面包糠，花生油。

做法：

（1）将土豆削皮，洗净，切成小丁，上锅蒸熟后用勺子压成土豆泥。

（2）加入盐和白胡椒粉拌匀。

（3）将鲜虾洗净，去头去壳去虾线，留尾和倒数第二节壳。

（4）锅中加水，烧开，加入虾，虾熟了后捞出，沥干水分。

（5）沥干水分的虾中加少许料酒和盐腌15分钟。

（6）取适量土豆泥先搓圆，再压平，然后放入一只虾，然后把土豆泥捏紧成圆形。没有虾壳的部分用土豆泥包住，有虾壳的尾部露在外面。

（7）碗里打一个鸡蛋并加少许盐，搅拌均匀。

（8）将面包糠倒入一个盘子。

（9）取土豆虾球裹上一层蛋液，再沾上一层面包糠。

（10）锅中加入适量油，烧至六成热，逐个放入裹好的土豆虾球，炸至金黄色即可捞出。

小贴士：土豆虾球要逐个轻轻放入锅中，一次入锅4个左右为宜，在表皮未变硬前，不要翻动。火不宜太大，否则会影响成品颜色。

7.土豆咸酥脆饼

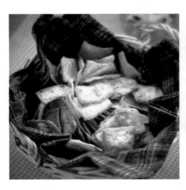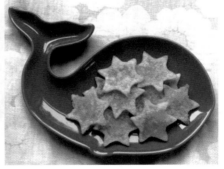

食材：土豆200克，色拉油30克，马铃薯淀粉60克，黑胡椒粉，盐。

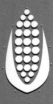

做法：

（1）将土豆削皮，洗净，切成小块。

（2）将土豆块放入蒸锅蒸 10 分钟至熟后压成泥。

（3）土豆泥中加入马铃薯粉和所有调味料，拌匀，揉成均匀的土豆团。

（4）面团做成薄饼，用模具做出自己喜欢的形状。

（5）烤盘上放锡纸，锡纸上刷油。

（6）在 170℃的烤箱中，烘烤 15—18 分钟；再调到 150℃，烘烤 5 分钟。烤制结束后用余温继续烤制，直至冷却。

小贴士： 做好的土豆脆饼一次食用不完，一定要装入密封罐中以保持干燥。达到烤制时间若没有烤脆，可以适当延长烘焙时间。